倡导自由探究

鼓励学术争鸣

活跃学术氛围

促进原始创新

新观点新学说学术沙龙文集⑤⑥

肿瘤个体化细胞及分子靶向治疗的前景与挑战

中国科协学会学术部　编

中国科学技术出版社

·北　京·

图书在版编目(CIP)数据

肿瘤个体化细胞及分子靶向治疗的前景与挑战/中国科协
学会学术部编. —北京:中国科学技术出版社,2012.5
(新观点新学说学术沙龙文集;56)
ISBN 978 - 7 - 5046 - 6363 - 4

Ⅰ.①肿… Ⅱ.①中… Ⅲ.①肿瘤 - 投药法 - 研究
Ⅳ.①R730.5

中国版本图书馆 CIP 数据核字(2013)第 118406 号

选题策划	赵 晖	
责任编辑	赵 晖	夏凤金
责任校对	王勤杰	
责任印制	张建农	

出　　版	中国科学技术出版社	
发　　行	科学普及出版社发行部	
地　　址	北京市海淀区中关村南大街 16 号	
邮　　编	100081	
发行电话	010 - 62173865	
传　　真	010 - 62179148	
投稿电话	010 - 62103182	
网　　址	http://www.cspbooks.com.cn	

开　　本	787mm×1092mm　1/16	
字　　数	200 千字	
印　　张	7.5	
印　　数	1 - 2000 册	
版　　次	2013 年 6 月第 1 版	
印　　次	2013 年 6 月第 1 次印刷	
印　　刷	北京长宁印刷有限公司	

书　　号	ISBN 978 - 7 - 5046 - 6363 - 4/R · 1669	
定　　价	18.00 元	

序

　　肿瘤是一种细胞过度活跃增殖类疾患,并在多重遗传和表观遗传水平上出现异常改变。肿瘤细胞与其微环境间的相互作用,决定着肿瘤发生、发展、浸润、转移以及肿瘤患者的转归。肿瘤细胞的遗传和表观遗传的不稳定性、异质性和对环境有较强的适应能力等特性,致使肿瘤的诊断和治疗具有相当大的复杂性,大大地影响了患者治疗的效果和预后,并使之成为人类死亡的首要病因。肿瘤分子靶向治疗作为肿瘤个体化治疗的新理念、新策略、新模式,近年来在国内外得到广泛应用并取得较好疗效。然而,在具体实施过程中往往会出现一些新情况和新问题。为充分发挥学术交流作为原始创新源头的作用,推动肿瘤分子靶向治疗的应用和解决制约分子靶向治疗推广应用的瓶颈问题,中国抗癌协会举办了中国科协第56期新观点新学说学术沙龙——肿瘤个体化细胞及分子靶向治疗的前景与挑战。

　　本期学术沙龙由中国抗癌协会肿瘤标志专业委员会承办,第四军医大学细胞工程研究中心主任、中国抗癌协会肿瘤标志专业委员会主任委员、中国工程院院士陈志南教授,西北大学副校长陈超教授和南方医科大学南方医院副院长兼肿瘤中心主任罗荣城教授作为这期学术沙龙的三位领衔专家,与30多位国内肿瘤研究领域的知名专家就以下五个热点问题展开深入探讨:①肿瘤分子靶向治疗的基础研究与临床应用研究;②肿瘤个体化医疗所面临的机遇与挑战;③肿瘤分子靶向治疗的循证医学;④实现肿瘤个体化分子靶向治疗的策略与思考;⑤肿瘤个体化分子靶向治疗领域相关伦理及治疗规范。这五个专题系统地阐述了恶性肿瘤治疗的历史演变、展望及其发展趋势;深刻地评述了肿瘤分子靶向治疗和分子生物标志与转化医学等研究领域的新发现、新机遇和新挑战。沙龙采用"专题发言＋讨论"的形式,开展了个性化、松散型和辩论式的讨论与交流,使每位专家能各抒己见,并交流互动,充分彰显了敢于质疑、大胆创新的科学精神。这无疑是一次科学性、前瞻性、教育性极强的高水平学术沙龙。

我们真诚地希望广大肿瘤学科技工作者,尤其是基础研究和临床一线的中青年肿瘤学专家与我们一起分享、探索肿瘤研究领域的最新成果,研制更多、更优的分子靶向药物应用于临床。同时,秉承严谨的科学态度开展各项研究,以高水平的证据解答肿瘤循证医学和个体化医学面临的各种复杂问题,提高我国肿瘤的防治水平为人类最终攻克癌症作出我们应有的贡献。

陈志南　罗荣城　陈　超

2011 年 11 月

目　　录

目 录

会议时间

2011 年 9 月 2 日

会议地点

第四军医大学长乐礼堂多功能厅

主持人

罗荣城　陈超

罗荣城：

各位朋友，大家早上好！非常高兴我们在第四军医大学欢聚，中国科协第 56 期新观点新学说学术沙龙是一个非常高规格的学术活动，陈志南院士是我们这一期沙龙的领衔科学家。我们要感谢中国科协给我们这样一次欢聚的机会，要感谢在这个过程当中，中国抗癌协会给我们的大力支持。

张　静：

我们这次学术沙龙的中心主题是"肿瘤个体化细胞及分子靶向治疗的前景与挑战"。大家都知道，肿瘤治疗初始是以外科治疗为主，之后是外科发展成以外科放疗化疗为主体的综合治疗。近几年，个体化治疗和分子靶向治疗，因为其独特的特异性，对某些病人较强的针对性以及实效性，成为肿瘤治疗的热点。对某些特定的人群、特定的肿瘤病种有很好的治疗效果和治疗前景，得到了广大肿瘤医务工作者和病人的认可。但实事求是地说，它毕竟是一个新的治疗手段，还有很多基础研究问题、临床问题，包括剂型、稳定性、给药的途径与方法、评价的标准等，很多不成熟的地方，需要深入研

究、探索。今天的沙龙就是请各位专家来就这个问题进行探索。大家都是
在全国各个医学领域对肿瘤靶向治疗有着深入研究和深刻理解的知名专
家,有着丰富的临床经验。希望你们把在各自的研究领域所取得的新成果、
新观点带到这次沙龙会上来,从不同的层次、不同的角度来论证肿瘤靶向治
疗的一些前沿性问题,这是这次会议应该达到的目的。

罗荣城:

大家知道,承办这样的一个学术沙龙,中国抗癌协会肿瘤标志物专业委
员会做了大量的工作,在中国抗癌协会的领导下,从申报一直到实施也都得
到了协会领导的支持和关怀。同时,东道主第四军医大学,尤其是陈志南院
士和陈超校长付出的艰辛和努力更是巨大的。

陈　超:

今天我作为"地主",首先感谢中国科协和中国抗癌协会的组织工作,
特别是放在西安,放在这样一个古城来开,给我们西安的广大科技工作者和
医务工作者提供了一个学习交流的机会。第二,感谢第四军医大学陈志南
院士首先发起开这个会,再加上在这个会的组织过程中,陈志南院士的团
队,包括第四军医大学邢金良教授的团队做了大量的幕后工作,使得我们这
次会议能够顺利召开。再次感谢各位专家远道而来参加这次活动,同时也
感谢本地区专家的积极参与,使得这次会议能够如期召开。最后一点,谈点
我个人的感受。这个会议,我一看"沙龙"两个字非常感兴趣,我觉得这种
形式非常好,既然是沙龙,大家就畅所欲言,新的观点、新的学说能够在会上
谈出来,甚至有激情的辩论更好。沙龙在国外叫"沙龙风暴"、"头脑风暴",
大家畅所欲言,有什么说什么。我想这是中国科学技术协会办这个沙龙的
核心宗旨,它不是一个纯粹的学术报告,也不是一个纯粹的学术研讨。既然

是沙龙,就要有沙龙的气氛,我非常同意张静部长说的,这里没有学术权威,也没有说谁的观点是正确的,如果大家个人在这个领域有什么想法、有什么新的建议畅所欲言,这样才能把新的想法激发出来。

所以,我在这里首先预祝这次会议热烈召开;第二,希望有新的想法能够暴发出来;再一个,希望通过这样的会议让大家能够结识一些新的朋友。

罗荣城:

陈校长把沙龙的真正含义给我们大家做了很好的诠释。我们这里没有大牌专家,也不希望大牌专家说的大牌话把所谓的小牌专家的非常突出的想法覆盖,所以希望大家畅所欲言。"倡导自由探究,鼓励学术争鸣,活跃学术氛围,促进原始创新",这是中国科协办沙龙的真正方针,刚才两位的讲话已经把这四句话的精神向大家说了。

大家知道,肿瘤诊断与治疗已经进入个体化医学年代,不管我们搞基础研究还是临床研究,都围绕着临床所遇到的重大科学问题来展开研究。不管是在国际的讲坛上还是在国内最高级别的年会上,我们特别讲到肿瘤的循证医学和肿瘤个体化医学,以陈志南院士领衔的专业委员会,从事的整个分子生物学行为在肿瘤各方面的应用,尤其讲到了肿瘤的分子分型和个体化的靶向治疗或免疫治疗等,甚至连我们现在的传统治疗,手术、放疗和化疗也讲究在分子生物学指导下的个体化治疗。作为生物治疗,尤其是免疫治疗和分子靶向治疗更是强调个体化。所以,对分子靶向治疗这样的一个中心话题,我们分为五个专题进行学术探讨和争鸣,一定能够使我们所有的与会专家有所受益,一定能够通过这种学术沙龙的形式来取得一些共鸣和共识。

第一专题

肿瘤分子靶向治疗的
基础研究和临床应用研究

孙志伟：

抗体药物已经成为全球医药发展的核心产品之一。新靶点和新适应证抗体的研发一直是抗体药物研发的主线，科学技术的发展使越来越多的靶点作为抗体的药靶进行开发成为现实。据不完全统计，目前上市及临床研究中的抗体靶点多达 100 多个。特别是近年来，抗体药靶的开发已经进入收获期。2009 年至今就有 8 个全新靶点（CD30、IL6R、IL－1β、IL12/23、BLyS、EpCAM、RANKL 和 CTLA－4）被开发出来。今后的 5～10 年，仍将有大量新靶点抗体药物上市，并开辟出更多的适应证。但目前的靶点只局限于细胞外可溶性分子和细胞膜表面分子，而对于分布在细胞内的分子还无能为力，同时如何突破血脑屏障也是抗体药物需要解决的难题。如果上述两个问题得到解决，无疑将为抗体药物的发展带来革命性的进展。

随着可用的靶点越来越少，老靶点的深度开发逐渐成为抗体药物研发的重要内容。对此，一些学者从药学的角度将抗体药物的发展分为三代。第一代是指原研的第一个抗体；第二代是指在第一代抗体基础上，降低免疫原性、基因工程改造成不同形式，或经过亲和力成熟使亲和力提高的抗体；第三代是指研制的针对同一靶抗原不同表位的抗体，还包括激发不同机制或通过对亲本抗体进行基因工程改造以改善 Fc 功能的抗体，后者包括增强或降低抗体介导的细胞毒作用（ADCC）、增强或降低补体介导的细胞毒作用（CDC）或提高抗体半衰期等。根据这种分类方式，目前除 Fc 功能改造的第三代抗体还在临床验证阶段外，其他各代抗体均有上市，而且多数上市抗体药物均由第一代或第二代向第二代或第三代抗体药物发展。针对同一靶点不同表位的抗体可能存在不同的功能，这一现象已在抗 CD20 等抗体的研究中得到证实。所以，针对老靶点，研发针对不同表位的新抗体，可能获得功能更好或毒副作用更低的全新抗体。因此，一些大品种的下一代抗体研发一直没停止过。其中的代表是抗 EGFR 抗体的研发，针对 EGFR 的三种已上市的抗体西妥昔单抗、帕尼单抗和尼妥珠单抗，其亲和力和抗原表位各有不同。有研究认为，各抗体间表位不同或作用模式不同及亲和力的差异可能是其毒副作用差异的主要原因。因此，可以说没有最好，只有更好！目前至少还有4种不同的EGFR单抗（Matuzumab、Necitumumab、Zalutumumab等）处于临床试验中。改善Fc功能的第三代抗体，包括增强ADCC效应、增强CDC效应或延长半衰期的新一代抗体均已进入开发阶段，如果取得更好疗效，相信很快会取代亲本抗体，成为市场主体。

无论新靶点的挖掘，还是老靶点的深度开发，都是抗体药物研发的根本。其中，如何挖掘新靶点，特别是颅内或细胞内靶点，将是抗体药物研发所面临的重大问题，希望各位帮我们多提新奇思路。

宋张骏：

我感觉新的靶点不一定要从新的地方去找，可以是旧有靶点的改良。我们对旧有靶点的认识是有一点偏移的，比如我本来做的课题方向是上皮坚质化，做的过程中，通过蛋白质谱，包括miRNA表达谱、基因表达谱发现，除了经典的几条通路之外，不同的细胞系同时指向了VEGF通路下面，并且所有的细胞都指向同一个受体VEGF－A2。我的另一个同学做靶向药物，是用磁共振的方式研究药物在身体的聚集。这些都是抗血管的靶向药物，我们发现这些药物并不是完全聚集在血管的附近，反而是在肿瘤细胞内部聚集，而我们以前所谓的抗血管治疗都是抗VEGF受体的治疗或抗VEGF的治疗，有没有可能它其实是针对细胞本身的杀伤作用？实际上，在磁共振示踪的方法下看到，它本身对肿瘤细胞的杀死更强于它对血管的抑制。所以，我们觉得新的靶点是对旧有靶点的改良，因为我们用的是同一个模型，只是从不同的方向去做，同时做到一个节点，所以产生了这样一个想法。

邢金良：

我是五年制的临床医学专业本科毕业,研究生阶段学的是病理专业,之后从事肿瘤的基础研究,在肿瘤基础研究当中,在陈院士的领导之下,我们一直在开展肿瘤分子靶向治疗,也就是基于单克隆抗体的肿瘤靶向药物研制。在从事这个工作的过程当中,我有一些思考,也有一些困惑,想和在座的各位专家交流一下。有一个问题,肿瘤的异质性。我在学病理时看片子发现,无论HE染色还是免疫组化染色,映入眼帘的绝不是同一张画面。这个画面是丰富多彩的,可以看到千奇百怪的染色形态,这就是我们所说的肿瘤高度的异质性,各种肿瘤不太一样。那么肿瘤的异质性对于研究肿瘤分子靶向药物产生的挑战是什么?有没有解决的对策?我们曾参加过一个癌症基因组计划,这个计划就是想从整个基因组水平上去探讨肿瘤的分子水平的特征到底是什么样。计划实施了大概两三年之后,利用第二代测序技术发现了一些成果,但是这些成果非常令人失望,为什么令人失望呢?因为他们的结果证明了肿瘤的异质性,甚至远远超出了我们用眼睛看到的形态学上的一致性。在他们的网站上有这样一句关于肿瘤的描述:每一个类型的肿瘤是不一样的,每一位病人也是不一样的,如果我们给每一个人的肿瘤下一个定义,如果能够用很多很多标准,或者是足够多的标准去给每一个人的肿瘤去定义,可能每一个人的肿瘤都可以定义为不同的类型或者不同的名称。例如肺癌,病理上分为非小细胞肺癌和小细胞肺癌,非小细胞肺癌又再分成鳞癌和腺癌。研究中,我们对鳞癌可以用很多分子标志物去进行免疫组化染色。例如,我们团队所关注的CD147分子,可以看到有CD147分子阳性的,也有CD147分子阴性的组织。同时,在同一个组织当中,你也可以看到某一个区域CD147是阳性的,而在某个区域的CD147分子表达是阴性的。即使是在同一个区域,CD147染色也有强有弱。这就给我们做肿瘤研究提出了问题,肿瘤的异质性这么强,我们能否找到一个真正有效的靶向药物把这些肿瘤细胞杀死？是否会出现这样的现象，也就是分子靶向治疗的药物，即使作用到了高度表达靶蛋白的肿瘤细胞，还有很多靶蛋白是阴性的细胞，怎么办？这些细胞会不会迅速地进行生长增殖？现在也有人提出来，针对这种肿瘤的高度异质性能不能在研究的时候用多个靶点。现在也有一些药物出来，看看能不能更有效地杀死更多的肿瘤细胞。癌症基因组研究认为进行肿瘤分类的时候，如果采用的分子足够多，到最后每个人的肿瘤都不一样。我不知道这个数目应该采用多少，像对乳腺癌经常用HER2、ER、PR三种类型去分类，这就可以分为好多种了。但是，实际上若用5个、10个、100个分子生物标志进行分类，可能会分出无数个种类。当看到三个的时候，会看到有三阴性和三阳性，但当再加一个分子的时候，那个分子又有阴阳性，最后就会进行无穷无尽的分类，导致每一个肿瘤都不一样。当然，在分子靶向治疗的时候，不是说每一个区别都会影响到最后的效果，我们还会找到有一定共性的问题去做治疗。就像孙志伟教授讲的，靶点问题，已经用了很多，很难找到很好的单一靶点去作为肿瘤分子靶向治疗的药物。有的人联合几个靶点同时使用，在联合用几个靶点的时候，做分子靶向治疗药物的策略难度就会增高。那么，有没有什么其他的办法，或者我们对肿瘤要认识到什么程度才能够更有效地进行肿瘤分子靶向治疗？

现在陈校长和罗教授一直在大力提倡个体化治疗，有没有可能在10年、20年、50年以后为每一位病人做药？现在可以给每个病人做个体化的诊断，每一位病人来了之后可以给他做一系列的检查，甚至还有各种各样的分子检测来看他适合用什么样的药。而现在研制药物的情况是，美国要花10亿美金才能研发一个新的靶向治疗药物，而且要耗时10~30年。在做药的程序上，或者说对做药的整个流程的理解，完全按照西方人做药的方法是否合适？我们有没有一种办法在10天、20天或者30天内就能够筛选出来一种药，而且是针对每一位病人对其自身肿瘤的认识？基因组测序使我们可以对每一个人的基因组的全貌进行分析，或者对各种各样的分子表型做全面的分析，在这个基础之上，我们就能够设计出一种方案给他做药，而且做药的速度非常快，做完了以后医生就直接可以给这个病人用，这是我认为肿瘤个体化治疗的最理想状态。这种药做完了之后，可能会有耐药的问题，也可能过几个月之后有问题，我们会再对他进行检查，再找到其他靶点，再给他重新设计药。如果到了那种理想的状态，我想每一个肿瘤医生都会特别有成就感。

张　伟：

我做的是病理诊断的工作和分子病理学的研究和应用。刚才邢教授发表的观点内容比较广，从基础研究、现在的思考一直到应用、药物的研发。针对第一点思考中，他认为肿瘤基因组学的研究结果是令人失望的，我个人并不这么认为。之所以失望是因为在研究的当初有一个预设，我们在病理学形态学上面看到不同的形态，认为应该有一个固定的分子水平的表达谱，或者是有一个分子水平的图像，寄希望于将来应用的时候要把分子水平甩开，看到这个形态就想着它的分子水平就应该是这样的。我觉得当初的预设就是不对的，希望从分子水平对这个细胞形态进行一个确定的划分，这个研究结果恰恰说明了个体化诊疗的必要性。传统上，仅仅通过细胞形态（对肿瘤的分型），比如鳞癌分高分化、低分化和中分化，是不够的，必须在将来个体化诊疗中实现分子分型。比如说鳞状细胞癌的三级在分子水平又可以分为若干型，而不是像当初预设的那样。现在看到细胞形态的异型性大概分为五类，我们预设的时候，这五类不同的细胞形态有确定的五类分子表达谱，经过研究之后，将来我们在形态上再把它化为五类，看看是否现实。

这个过程伴随着技术的进步。像最早的时候没有基因芯片，筛选靶点非常困难。早期的芯片通量低，覆盖基因组的位点少。更关键的是，大量的针对中国人种的特异性靶点，没有被筛出来。我们现在的靶点研究是跟着外国人，但是国外针对什么靶点，提出的理论依据主要是针对其他人种的。比如 EGFR 基因的突变，我们中国人跟欧美人差别就很大。在靶点的实际应用上，我觉得现在筛选新靶点的思路要基于人种。像邢教授刚才提到的，能不能将来有一天做到对每一个人都有系列的、非常个性化的用药手段，我想是完全可能的，但是要基于大量系列的基础研究，把针对中国人的每一个肿瘤，从疾病发生过程到进展以及预后的全过程标志物都要筛选出来。我们已经筛选出来的 HER2 扩增，免疫组化三个加号的，用了赫赛汀之后，疗效是有效率提高了，但没有做到百分之百，为什么？因为就靠这一个靶点做不到真正的个性化，只是跟个性化靠近，它仍然会受到其他因素的制约。所以我觉得邢教授的观点非常全面，也很大胆，我也很认同。

张　灏：

刚才邢教授讲的异质性对我很有启发，我也结合我们的一个研究工作谈一点想法。

肿瘤异质性与个体化治疗息息相关，异质性体现在不同层面。除了体现在肿瘤上，在发育、干细胞这方面也都体现得非常明显。而且，这种异质性仅体现在时间和空间上。例如，我们研究的一个转移相关蛋白，最早发现它是调控肿瘤转移的起始环节 EMT，大家知道，EMT 是肿瘤转移中很关键的起始环节。我们发现，在不同的情况下，这种蛋白通路的调节作用有很强的异质性。这种蛋白在不同的肿瘤细胞、不同的时空中，虽然都涉及肿瘤转移，但作用的通路完全不一样。在不同时间和环境下，这种蛋白分别调节 E-cad 依赖的 EMT，和 EMT 无关的集体迁移以及阿米巴运动。肿瘤的异质性在转移调节中体现的是非常不同的，体现在不同的时间、不同的空间产生不同的作用。我们目前找到了一种天然药物是以这种蛋白为靶点来调节肿瘤转移,我们正在研究这种天然药物如何通过这个靶点控制肿瘤转移,特别注意这个过程中的异质性。

黄灿华:

我主要从事药物靶标筛选方面的工作。我认为药物靶标筛选需要突破传统理念的束缚。不突破传统理念,常规双向电泳找差异蛋白,找来找去就那么几百个蛋白,就像是浮在冰山上面的那么一小块。后来大量的引证发现,这些差异蛋白无论作为诊断标志物,或者作为潜在的药物靶标研发,其应用前景均非常有限。那如何突破传统思维呢?我把这几年来的工作体会简单介绍一下。

我的工作主要分为两部分,第一部分是筛选新型的诊断标志物或药物靶标;第二部分就是药物分子细胞内初级作用靶标(primary cellular target)的再确认。先说第一部分,药物靶点的筛选如何突破传统理念?到目前为止80%以上的药物作用靶标都定位在细胞膜上,然而由于细胞膜具有疏水性,使用传统方法解析细胞膜蛋白组存在很大难度。大家都知道,在细胞膜上面一个有特色的区域叫做细胞膜微区(membrane microdomain)。很多的信号分子,还有肿瘤微环境(tumor microenvironment)中介导细胞信息传递的大部分受体或受体结合蛋白都定位在细胞膜微区上。我所在的团队经过大量探索,成功地建立了一套细胞微区蛋白高效纯化的技术方案,并阐明乙型肝炎病毒感染前后细胞膜微区蛋白组变化规律(Xie, et al. 2011, Journal of Proteomics),接下来拟通过构建 HBV 亲和层析系统,筛选脂筏微区蛋白中参与 HBV 进入宿主细胞或 HBV 出芽过程中的关键因子,有望为后续抗病毒治疗提供新靶点。在肿瘤细胞膜微区蛋白组解析过程中我们发现,有一些细胞膜微区蛋白与预测的亚细胞定位不一致,后来证明这些蛋白是属于异位表达的细胞膜或细胞膜相随蛋白。接着,我们通过大量的样本来验证,发现某些异位表达蛋白和肿瘤发生发展的相关性非常好，并具有潜在治疗或诊断价值。另一方面，通过富集细胞膜微区蛋白，一些低丰度表达蛋白更容易被发现。此外，一些微区蛋白介导的信号通路在胚胎发育早期发挥非常关键的调节功能，然而在胚胎发育成熟以后必须要关闭，不关闭就会发生重大问题，比如 Hedgehog、Wnt 等信号通路等，在胚胎发育成熟后不正常的表达会导致癌症的发生，像这些与胚胎早期发育相关的基因/蛋白对肿瘤早期诊断或治疗具有重要价值。还有一个例子就是肿瘤代谢，这是个古老的话题，早在 20 世纪 30 年代，科学家就发现肿瘤细胞倾向选择糖酵解代谢，由于当时分子生物学水平的局限，科学家怀疑是不是由于线粒体中关键代谢基因突变所致。后来针对大量肿瘤细胞线粒体的测序发现不是这么回事。近几年这方面的研究又火热起来，科学家发现并阐明了许多新机制——肿瘤细胞为了快速增殖，需要大量"原材料"，为此只好选择"牺牲能量代谢转而进行物质生产"，这就是 Wurburg 效应描述的肿瘤细胞倾向糖酵解代谢途径的原因。以近期 *Nature* 的一篇论文为例，PKM1 和 PKM2 是两个不同的亚型（isoform）的代谢酶，其中 PKM2 只是在胚胎早期调节酵解和氧化磷酸化之间的切换，在成体中 PKM2 表达通常很低，肿瘤细胞选择 PKM2 来执行这个功能，使肿瘤细胞更倾向于用这种酵解途径，牺牲细胞内能量产出来满足细胞内的物质合成，事实上是肿瘤细胞的一种适应性的改变，这样就有了针对 PKM2 的抑制剂以及后续药物的研发，为临床肿瘤治疗提供新思路。第三个例子是关于蛋白质的降解。我们想通过基于化学的蛋白组学的方法，去筛选与肝癌发生相关的特异性泛素蛋白酶（Ubiquitin Specific Protease，USP），从蛋白质降解组的角度筛选肝癌早期标志物或潜在药物靶标。因为时间有限，我只举这三个方面的例子。我的另外一个方面的工作就是小分子药物细胞内靶标分子的再确认。对于每一种药物，我们有必要把细胞内初级作用靶标分子阐明清楚。今天参会的专家很多是临床医生,临床医生提出问题,让从事基础研究的科学家有明确的方向。比如抗肿瘤药物博来霉素,临床使用最常见的问题是肺纤维化。我们正在做这方面的研究,希望从源头上阐明博来霉素的作用靶标,寻找避免博来霉素诱导肺纤维化毒副作用的策略,对将来指导临床治疗是非常有意义的。

于继云:

我的研究方向是肿瘤免疫治疗,我们的研究室叫转化医学研究室,目标是在基础研究和临床研究之间,建立一种转换的模式。今天主要是想听一下临床遇到哪些问题需要怎么解决,希望从中找到我的研究方向。我现在所有的课题都是根据临床的需求来做的,因为我就是医生,虽然没有直接面对病人,但是我做的事情还是对病人进行救治。

今天我主要谈三个观点。第一个观点是对肿瘤的认识,肿瘤并不完全是可恶的。第二个观点是对肿瘤的治疗应该是"攻、守、防"三管齐下,但是现在没有做到。第三个观点,目前个体化治疗时代实际上已经来临了。

第一,肿瘤不是那么可恶。我们每个人体都是由 1000 万亿个细胞组成的,而且每天都有 1000 亿个细胞在分裂,其中有 100 万~10000 万的细胞突变,每个细胞都有可能发展成肿瘤,实际上,人体中生和死是同时存在的,肿瘤没什么可怕的。另外,肿瘤细胞承受了人体的压力。因为人体的压力总要有一个地方来承受,来承受的细胞要么死亡要么突变,如果你不得肿瘤有可能会得更大的病。我们在这方面要对它有一个重新的认识。第二,肿瘤细胞本身也可以成为我们将来治疗过程中的一个武器。这是我正在思考的问题。刚才说的个体化治疗,让它自己变成药,这就是个体化治疗。

我们现在一直在加强攻击力,精确打击,抗体治疗。今天探讨的是分子靶向治疗,靶点有很多,可以针对不同的靶点进行打击,而且不同的肿瘤也有不同的靶点。同时,肿瘤的血管生成包括肿瘤的环境,这些都是打击的对象,实际上最后要形成合力打击的概念。但是只靠打击是不能够把它彻底消灭掉的,为什么呢? 因为你是打不完的,一是很难彻底把它打完;另外,还在那个环境,还有产生的土壤,实际上只靠打击是不够的,所以要进行免疫的重建。实际上肿瘤患者的免疫系统受到了很大的破坏,而且形成了免疫疲惫的状态,如果不进行免疫重建,不彻底把肿瘤细胞打完,之后它还会长出来。免疫重建是一个关键的作用,包括肿瘤疫苗的利用等方面。

我的课题是关于肿瘤疫苗的,做了很多年。我读博士的时候做抗体研究,博士后也是做抗体研究,但是最终我没有从事这方面的工作,因为我当时意识到只靠打击是不够的。我现在做的工作已经看到了它的效果了,包括做的"乙肝"疫苗,效果都非常不错,比如我现在做的老鼠试验有8个月了,肿瘤没有复发,病毒没有进行反弹。所以,对于免疫重建方面,特别是在座的每位医生都应该重视起来,不能只靠打,打是必要的,但不是唯一的,重建是需要进行加强的。免疫重建怎么做? 现在能用的疫苗非常少,毕竟国家也没有批很多,但是我们现在也有人在做,如曹雪涛院士。

第三个观点,个体化治疗的时代已经到来了。它的标志是什么? 就是细胞治疗。第一标志,分子靶向治疗,你要看看这个病人有没有这个靶标;第二标志,细胞治疗,因为细胞治疗大部分都是从病人身上来的,DC 细胞或者淋巴细胞,在体外进行激活、扩增、回收。细胞治疗基本上已经是遍地开花了,国家对它的审批、管理现在也在逐步跟进。细胞治疗在临床上已经体现了它非常独特的价值,通过细胞进行重组、修复、打击,都具重要的价值,特别是 T 淋巴细胞,它对细胞有很强的分辨能力。所以对肿瘤的治疗,细胞治疗是一个非常好的个体化治疗平台。我想肿瘤的治疗前景在 20 年之内,大家会看到一个很好的进展。

郭永军：

我是医学院医疗系毕业的，刚开始是做食管癌的研究，后来在美国刚开始做动物实验，之后又做一些临床，然后我又把动物实验结果用在前列腺癌方面，做的结果还是挺不错的。2010年回到河南，主要想在基础和临床的交叉方面做一些工作。

刚才听了几位专家的发言很有启发，我在美国15年，有些想法今天拿出来跟大家分享一下。肿瘤学说，刚开始有"二次打击"学说之称，人类基因组序列出来以后，大家认为遗传作用很重要，但是比较公认的就是所谓的"三多"学说，它是多因素、多阶段、多起源的一种学说。食管癌组织剖开以后有时可以看到两个部位的肿瘤，乳腺癌病人有的伴有甲状腺癌，这就是异质性的问题。我个人认为，肿瘤发生需要很多遗传事件的积累，在这个肿瘤发生的过程中重要的是遗传事件的积累，而不是某个基因的改变，比如HER2或者K-ras。在致癌物诱导的动物肿瘤中，可以发现1000多个基因改变，在这些基因改变里面其实真正起作用的就是那么几个，大部分可能是伴随肿瘤发生而来的。如果我们的靶点针对在这些所谓的伴随基因上，可能会存在一种误区，现在靶向治疗的真正病人都处在中晚期，临床上疗效观察的标准是无进展生存期，没有说提高了多少生存率。所以，对于靶向治疗的结果需要多中心、长期的观察，但是它肯定是有效的。既然中晚期治疗没有效果，我们是不是把思维放在更早一些？因为肿瘤发生得越晚，基因改变的就越多，治疗起来也很棘手。如果把我们的视野、焦点放在更早期的基因改变，这样就会起到事半功倍的作用，早期的干预会对长期的生存起到很好的作用。举个例子，如果我们把所谓的肿瘤易感基因作为靶点的话，可能会在预防上起到作用。我们怎么去看待它的结果？经常会发现两个同样的研究结果不一致，我们最后找到的靶基因跟它们的名字是不相关的，这中间除了标本量的问题和区域差异的问题，是不是还有些其他问题存在？这是值得关注的。

如果我们对早期的肿瘤易感基因的多态性进行观察,可能对尽早预防干扰,最终提高治愈率有帮助。这方面我们做了一些工作。2000年我们在ODC启动子的调控区发现了一个多态性位点,通过细胞实验证明,这个多态性位点的两个等位基因是有差别的。它有组织的特异性,在结肠癌、前列腺癌、乳腺癌里面表达不一样。它有人种的差异,在白种人、黑种人里面差异很大,特别是在我们中国人当中危险等位基因是比较高的。后来我们又做了动物实验。我们的合作伙伴有一项研究进行了很多年了,他对结肠息肉手术后病人,有的预防性地服用阿司匹林,有的不服,统计结果:有的有效,有的没有效。后来把ODC的易感性引入进去,经过五年的追踪观察发现,如果在做了结肠息肉手术以后服用阿司匹林,如果ODC的类型是AA的话,其后复发结肠癌的比例、危险性比不服用阿司匹林的GG结肠癌的发生率减少了89%,这个是很有意义的。我们在2004年发表了这个结果以后,在爱尔兰、英国又发现了相似的结果,这说明在基因类型指导下的肿瘤预防的思路还是能够起到预防作用的。是不是我们把易感基因也作为靶点的一种?如果我们把这个东西引入到肿瘤的预防,作为一个靶点,这个可能是一个新的寻找靶点的途径,也能在基础和临床相结合方面做些工作。

张洪新:

前面大家都在讨论深入研究分子靶向治疗的微观问题,我们在"碘(^{131}I)美妥昔单抗注射液利卡汀"在临床使用方面做了一些工作。下面我就谈谈靶药研制生产,介绍一下它怎么样服务于临床,怎么样让病人更好地接受,取得很好的疗效。同时,分析制约碘(^{131}I)美妥昔单抗注射液治疗肝癌临床应用的原因。

碘(^{131}I)美妥昔单抗注射液,作为全球第一个取得国家证书的靶向抗体的治疗药物,在 2005 年 4 月引起了轰动,"科技之光"栏目经常播这个节目,播一次引起一个高潮。在临床使用上,严格适应证的情况下取得了非常好的疗效,把教科书上原发性肝癌存活期 3 ~ 6 个月的问题颠覆了。我们活过一年的病人一大把,活过两年的大概有一半。碘(^{131}I)美妥昔单抗注射液用到临床以后,以前我们做两三次介入治疗(灌注、化疗加栓塞),能够有效地遏止病情的情况不是太容易得到,利卡汀这个药物使用以后,经过一两次就可以取得原来做很多次的稳定期。所以,利卡汀在临床上取得了很好的结果,但是随着时间的推移,这个药物使用的越来越少,以前一个月有几个,后来半年才有一个,我想这种现象不仅在唐都医院、西京医院存在,北京、上海、广州的医院可能都存在这个问题。为什么? 我也就这方面仔细地分析过,也跟别人探讨过。我觉得存在以下几个方面。

第一,碘(^{131}I)美妥昔单抗注射液作为肝细胞肝癌的靶向抗体放疗药物,不能作为救命稻草。病人已经病入膏肓了,爬都爬不起来了还给他上这个药,只会把药的名声弄坏。我们要把它和手术、放化疗,包括导管栓塞、影像引导下局部射频等联合作为肝癌(早期、中期、晚期都行)药物治疗的办法,所以厂家要注意严格适应证,千万不要随便用。第二,这个药物的价格太高,28000 多元,绝大多数原发性肝癌的病人,从入院到出院,一次花费只要不超过 2 万元,一般能够接受。但是这种药达到 28000 元,一般病人 10 个里面大概有 8 个会拒绝。另外,这种药物用了之后能不能保障有效还是个问题。所以说价格怎样能够降低,厂家方面应该有个答复。第三,这种药物的使用非常不方便,在北京合成然后空运到你所在的城市,空运受天气影响,以及突发事件等这些因素的制约。所以,怎样提高使用的灵活性,这方面应该想个办法。第四,它是一种放射性的药物,要在手术台上使用,台上所有的东西都会受到污染,包括医生也会受到辐射。厂家应该考虑怎么样提供一个服务,减轻或者是打消使用医生的顾虑。

沈　斌：

碘(^{131}I)美妥昔单抗注射液用在原发性肝癌的治疗中,张主任使用这个产品的历程比我们接手要长得多。我就结合我们这个产品以及在临床应用中的一些问题做一个简要的发言。

首先,我们在使用这个产品的时候发现了一个问题,现在肝癌的分期都是以肿瘤的情况或者肝功能的情况作为标准。但是很多专家在临床应用中也碰到这种情况,单从肿瘤情况、肝功能情况来说是一个早期的患者,肝功能很好,肿瘤又不大,但是在使用之后,或者是在进行外科切除或栓塞之后会有一个暴发的现象,其实临床上如果不用利卡汀或者进行切除也会出现这种情况。所以,我就在想,现在的医学如果依靠分期,能不能真正做到合理标准化?对于肿瘤进行分子分型,上海中山医院肝胆外科每年都有无数的研究生发表论文,就说某个基因能够作为预后判定的指标,但是为什么现在没有在临床上应用?有没有一个组合式的分子分型的标准,而不只是一个基因?有不同的基因,配上不同的系数,最终分析之后来判断这个病人愈后会怎么样,这样对靶向分子治疗会更客观一些。所以,结合到利卡汀,原来是肝功能不好的不能使用,但是有些患者使用之后也没有太大的问题,所以按目前的分期标准,对肝功能差不多,肿瘤也差不多的患者使用相同的方法治疗,疗效会出现完全不同的情况。所以在循证医学上,在分层标准上要有基础的研究,从而把肿瘤真正能够从因子上进行一个分层,而不是从表现上进行分层。

关于此药使用的问题,不方便之处在于国家对放射性的药物要定点生产。另外,目前在北京,有航空运输,所以相对来说方便性要好得多。按照国家的标准,30毫居以下就是门诊的剂量,不会对人体造成太大的影响,"一扯到碘(^{131}I)就不用,我尽量少用",这是在很多地方都碰到的实际问题。对于肿瘤分子靶向药物的研究,一方面是分子分析的研究,还有就是对疗效的评价,生存是最低标准。但是实际上在整个肿瘤发生发展过程中,我觉得还有一个分子显像的问题,包括 CT、磁共振。如果我们能够建立一种分子标志物,就是说在它出现症状之前,我们已经先知道肿瘤发生发展情况,就可以先进行干预了。我觉得这是对肿瘤分子靶向药物人群的选择、疗效的评估,都需要从分子水平来进行更多的研究,而不是单纯通过从目前的影像和常规的病例来进行检查。

刘培军:

我来自西安交通大学医学院第一附属医院,我的研究方向主要有三个,一个是基因组不稳定与肿瘤的关系,一个是肿瘤细胞代谢,还有就是肿瘤靶向治疗与新靶点的筛选。

肿瘤细胞代谢这一领域的研究现在非常热门。肿瘤细胞的代谢特点与肿瘤微环境密切相关,由于肿瘤微环境常处于缺氧、酸中毒等异常状态,肿瘤细胞的代谢与正常细胞代谢完全不同。诺贝尔医学生理学奖获得者 Otto Warburg 提出,肿瘤细胞的代谢方式常是通过无氧糖酵解途径,正常细胞主要是有氧呼吸。这个理论在 20 世纪五六十年代以前还有一定的发展,比如在 1948 年的时候,用叶酸拮抗剂治疗小儿急性白血病,可以引起急性白血病消退,1952 年使用脱氧葡萄糖,可以抑制小鼠肿瘤的生长,尽管在随后的人体实验中证明作用不明确,但是它可以明显增强其他化疗药物的敏感性。尽管 Warburg 理论提出非常早,但是在 2000 年以前,有关肿瘤细胞代谢的研究的发展速度还不是很快。主要原因可能还是由于基因突变学说,或者其他的学说发展更快,细胞生物学研究也非常深入,所以这一领域的发展不是很快。但是近 20 年来,很多研究者的研究结果跟 Warburg 理论非常契合,特别是近 10 年来,Warburg 学说得到了很大的发展。目前认为,在肿瘤细胞中,所有的大分子代谢都存在异常,比如糖代谢、脂代谢、核酸代谢、氨基酸代谢等。目前,很多肿瘤研究者正在这一研究领域进行其细节机制的探讨。我们课题组目前正在与波士顿大学的一个研究小组合作,进行一些肿瘤细胞能量代谢方面的研究。

在这个领域,有很多靶向生物治疗的药物正在开发,目前已经有30多种药物在进行临床前试验,很多都显示出良好的治疗作用。比如 metformin,它在糖尿病治疗中有良好的作用,目前的研究发现,由于 metformin 可以激活 AMPK,在肿瘤治疗中也可能有非常良好的前景。

之所以今天提出肿瘤细胞代谢这一领域的研究,是因为在这一领域还有很多的处女地等待开发,在肿瘤新靶点的筛选及靶向药物治疗方面有良好的前景,所以,希望引起寻找药物新靶点的科学家对这一领域的重视。

第二专题

肿瘤个体化医疗所面临的机遇与挑战

陈　超：

　　我在国家微检测系统工程研究中心工作，我们是一个比较倾向于技术应用研究的部门，主要给大家开发工具和手段，具有司法资质。在医学方面，我们迈了半步，我们是陕西省的医学临检中心，在这半步方面我们要往医学方面走，就是关于个体化用药。刚才邢教授讲了一些观点，第一个问题讲了药厂的药物开发，到底是开发个体化用药，还是开发一个重磅级的药物？在这个问题上各个方面的观点不一样，按照药物基因组学这个观点，它将来发展下去一定是往亚安全药物方向走，实际上，我们临床现在用的已经有这样的药了，就是针对 HER2 阳性病例的亚人群药，而不是普适的药物。最近，美国麻省理工学院搞了一个对付病毒的通用药物，对所有流感、非典这类病毒全通用，我们到底怎么办？到底是开发重磅级的，一个炸弹炸下去，只要得这个病的人全受益，还是开发亚安全药，还得具体情况具体分析。但是如果要做亚安全的药物，首先一个问题，这种药物对亚人群的疗效要明确。这个药出来到底是对哪个亚人群有效，想回答这个问题，关键是在药物开发的过程中。假如我要开发一种肿瘤药物，要知道这种药物是对哪种肿瘤有作用，必然要做药物临床前的安全评价研究，发现了这个药物对一定的人群有毒性，对另外一群人没有毒性。再进一步开发下去，那就牵扯到毒性是什么作用，化学药物最重要的进入体内要通过 ADMET 药物吸收分布代谢，在这个环节里面各个基因的多态性就决定了对亚人群的效力。反过来，知道了这个多态性，怎么去检测？所以在这种情况下，我们把基因药物，尤其是与代谢相关的 100 多个在人群中分布最多的 SOP 克隆出来，一个克隆就是一个单个的 SOP，看 SOP 是否有作用，这个平台是全球目前 SOP 数目最大的平台体系。将来能够做什么？一种药出来了，对亚人群有效，你就可以测它的药物代谢是否对 SOP 有影响，还有对于联合用药也可以测，联合用药是否相互作用 SOP 对药物的影响。若发现对它有影响，你会建议下一步做临床研究,决定是否用这样的一个人群来做这个药物的临床研究,提高药物成功的可能性,这是我响应邢金良老师的话谈的我的观点,应该具体情况具体对待,但是从药物基因组学的角度来看,做到亚人群至少需要这两个检测办法。

第二,临床的biomarker(生物标志物)时期。目前我们所用的biomarker,肿瘤药物很多,也有各种各样的肿瘤,我们团队把美国FDA建立的,NCCN指南发布的,中国指南发布的,在 *New England Journal* 等学术期刊上发表的公认的大文章,大概统计了一下,目前能够和肿瘤相关的取得共识的biomarker,有 ERCC2 等。目前我们国内个体化用药势头非常好,大家都在往个体化用药走,市场上也有一些相应的产品。我们临床医生在这方面也开始接受个体化用药,这里面对我们来说存在的最大挑战是什么?就是这些biomarker是在西方人群里面完成的,我们亚裔人群尤其中国人群的biomarker是否和他们相似,相似的程度是多少?目前,在这个大背景下,经过我们初步研究大部分国内的报道还是吻合的,有些细微的差异。但这就给我们提出一个问题,biomarker的研究需要在中国自己人群里面来进行。

第三个观点,对转化医学,尤其对个体化医疗,再进一步说以基因或者以蛋白为导向靶向的个体化应用,在医院、医生这个层面认识和接受程度有多大?一个基因的突变,中国的突变率是30%,这药吃下去,就等于30%的人吃这种药有效,70%的人没有效,在中国,如果我们推广个体化用药,这个药厂就损失了70%的用药患者,这是一个典型的例子。还有些刚处于研发初级阶段的药物,这些药物在临床推广过程中,医生到底能接受多少?这需要一个对接。这就是转化医学的核心,让科研和临床结合。反过来,我们不知道临床的问题,需要临床大夫给我们提供第一手的科研素材的题目,所以,这些问题面临的挑战,需要科研、临床以及病人三方的学习、教育和交流,但是这种花费是非常大的。

另外,个体化医疗时代的到来意味着另外的一个挑战,当它达到一定成熟的时候,国家必然有法规和政策。当它刚刚开始的时候,相关的法规政策都还没有跟上,这就必然需要有一批人在前面冲,包括在座的,而且要敢用,这也是一个机遇。所以从这个角度讲,个体化用药既是我们的机遇,也是对我们的挑战,我们给大家提供工具和技术,所以刚才讲的十几个 marker 检测技术和手段,我们都是关联的,在各个方面我们都非常愿意和大家合作。

郭永军:

基因克隆出来放在 ester 里面然后再进行整体评价。

陈 超:

这是不同层面的问题,一个是从基因的层面,就是酶的角度来做;另一个是细胞层面;再一个是老鼠层面,主要看你是初筛还是继续深入做。我们的层面是提高初筛,一次给你 90 个样本,给你片子,成本就降下来了,但是药厂不一样。所以,这几个层面是互相补充的,我们不能说谁好谁不好,需求不一样。

段建锋:

我有几个问题,首先我要表达两个意愿,代表两个声音:第一个,我代表临床医生的声音,我主要是做肝胆外科的;第二个,我代表基层医院的声音,我们院是一家三级医院,在基础方面做的工作比较少,所以我是代表这两个声音来的。针对这两个声音我想发表两个意愿,第一个是学习的意愿,作为临床医生,也希望参与到基础领域研究里来,尤其是临床和基础结合的临床研究领域。第二个是合作的意愿,我们在临床上有那么多的病人,2011 年有三四万名的住院病人,每年的手术量大概有 6000 多例,这些标本我们放在病理科就白白浪费掉了，这个问题在国外是很难想象的，包括我在研究生期间获得一些数据都是非常困难的，所以说也是一种合作的意愿。其次，我想表达一下我个人对肿瘤的认识，首先我想提供两个病例：一个60岁的女性，诊断为原发性肝癌，最后因为家庭的经济原因没有治疗，现在已经活了将近四个年头，前两天来复诊，满肝的肿瘤依然在，但是病人依然在生存，这就是肿瘤的异质性问题，个体化差异的问题。第二个，我们前一段时间给一个结肠癌的病人做了手术，这个病人术前经过了所有的检测，就是单纯局部的肿瘤，但是术后三个月发现肿瘤已经发生了转移。

我个人感觉，我们不可能彻底地消除肿瘤，因为肿瘤本身发生和发展的复杂性，切除肿瘤的可能性也是很小的。不管我们做基础研究还是做临床工作，最终的治疗目的只有一个，让病人活的时间长一点，生活质量高一点，如果所有的研究都没有建立在病人的恢复上，这就无法达到现实价值。所以肿瘤的治疗，最终的目的就是要达到人瘤共存，病人哪怕带瘤生存，我想这可能是治疗的最终目的。

大家都在筛选个体化的抗体或者靶点，我在想，我们在筛选什么？我们总想从上万种的抗体中筛选一两种靶点，就想治疗所有的病，或者是某一种疾病，我想这种可能性是非常低的。因为人体的复杂性，或者某一个细胞的复杂性，你抑制了这一种抗体，它还有对其他抗体的影响，对其他细胞蛋白的影响，这是一种网络的影响，我想这个是非常复杂的。我们最终的治疗只能达到人瘤共存，就像于教授说的，有肿瘤不一定是一件坏事情。最近樊校长发表了一篇文章，谈到人体有时候得肿瘤，可能就需要这个肿瘤，为什么这么复杂？我想还没办法解释。但是从临床的角度讲，临床外科医生现在遇到了非常大的问题，从肝胆外科来讲没有做不下来的手术，但是做了以后效果如何？遇到了很大的问题。外科医生确实已经遇到了一个瓶颈问题，做完了，切的多了和切的少了与病人的预后关系不大。中国和国外有很大的区别，中国有丰富的病例资源，我们应该把基础研究和临床研究紧密地结合起来，不能单纯偏重在基础方面的工作。

楼敬伟：

我先后在南京军区总医院和第二军医大学长海医院做了 12 年的医生，到美国 City of Hope 国家医学中心做了三年半的访问学者，回来以后又在张江做了三年多的企业，产学研都涉及了一点。在肿瘤个体化医学的领域里，刚刚谈到了挑战，我认为对医生来讲主要有三点：一个是越来越细分的诊断，很多指标自己医院没法做，而如果不按照国际前沿的细分诊断来进行诊疗，临床水平就无法有效提升；第二个是越来越多的药物和创新的治疗方法究竟怎么选择；第三个是快速发展的技术平台，基础和临床差距越来越大。在这个时代我们在座的这些人有三个共同使命，首先我们得提出一个中国的标准，就是这些西方的标准跟中国是否一样，包括国家卫生部也没法出台一个政策。第二个是我们要发出中国的声音，在我国具有特色的肿瘤方面，比如食道癌、肝癌等，要率先提出我们的标准，提出这些疾病的细分诊断、预后判断和疗效预测等方面的标准。第三个，对我们企业来说就是要联合各位专家，形成产学研联动的体系参与全球化的竞争。可是在面对这三个挑战的时候现有的体制就有几个局限性，一是硬件平台。我想在座的每一位临床教授都知道，我们的技术平台永远跟不上变化。如从 PCR 到蛋白质谱，再到现在更前沿的一系列平台，作为一个临床的研究单位有很多制约，很难跟上。二是科研团队。在临床研究里我们用的都是菜鸟级的研究生跟国外训练有素的博士后竞争。今天我也听到临床教授们提了一些问题，有些非常具有前瞻性，但从技术的角度来看，其实是有一些问题的。三是科研协作。任何一个单位独自的资源都不足以来支撑完成一个大项目的临床研究，这些方面是我们现在面临的挑战。面对这样的挑战，就存在相应的机遇，下面讲一下我们建议的解决方案。

第一个，要打造一个高度专业化的硬件平台，包括陈院士所在的国家工程技术中心、陈超校长这边的微检测中心，还有我们张江转化医学研发中心的硬件平台，我相信这样的硬件平台可以充分满足我们在座临床专家临床科研的需要。第二个，在科研的执行团队上，我相信我们在座的各位从事基础研究的老师有很多的资源，可能是临床老师们所不具备的。通过讨论可以建立一个合理的机制，组织起多中心的协作，就可以有效解决科研执行团队的问题。在这个协作机制中，我们强调专业的细分，临床医生负责提出问题，我们科研的执行团队就负责设计路径和解决方法，我想这样的专业化合作肯定会有利于我们实现一个共赢的结果。第三个是常态化的运营机制。我在医院工作期间，在上海也组织了多中心的临床研究，但是很遗憾的是，启动的时候非常好，在实际的运作过程中，每个医院出个两三例就完了，最后就是不了了之。我相信大家都会有类似的经历。因此，我们需要一个常态化的运营机制，我们现在也在努力，希望启动一系列的多中心的协作，比如针对肺癌，脑胶质瘤等各种疾病的多中心临床研究。除了这些机制和体系，我们还得有一个可执行的方案，再好的设计、再好的架构，如果没有一个可执行的方案，那都是空的。在这个协作机制里，我们可以提供具体的落地服务，包括专家会议的组织、科研的执行、团队的配置，我们可以配合各位专家把多中心协作真正执行起来。

陈 超：

目前你们公司已经做到什么程度了？

楼敬伟：

通过3年的努力，我们已经建立了150个以上三甲医院的合作客户网络,同时我们与医院深度合作建立联合分子医学中心,负责医院的分子诊断、临床科研、组织标本库,目前这样的联合分子医学中心已经有 5 个,总床位数超过 10000 张,2011 年年底可望达到 10 家。在科研团队方面,我们现有中组部千人计划科学家郁华教授,有高层次海归 8 名,带领 20 余位各级研究人员组成的科研团队,与复旦大学、同济大学、上海交大、北京 301 医院等单位的 20 多位临床专家,建立了包括多项国家重点项目的临床研究和产业化合作。

释慧远:

　　我来自于香港生物小分子实验室,近 30 年主要是做植物小分子跨细胞膜这方面的研究。我觉得,在科研的道路上,每个人都有自己的专业,每个人也都有自己的研究领域,当然自己的领域也一定都是自己所最熟悉的,我们都会在自己最熟悉的基础上发挥想象与探索,从而得到最后的结果! 但是,我们是否也要做另外一个思考? 现在的一些研究方向可能是有很大问题的:因为我们一直在讲靶点、疾病、循证医学等等,但最大的挑战是什么? 我个人认为,我们现在医药研究与疾病研究的方向可能有所偏差,因为我们总是把重点放在疾病现象与我们要生产什么药去针对和消灭疾病。产生疾病的原因究竟是什么? 我们今天讲的是肿瘤与肿瘤的形态。肿瘤有各种各样不同的形态,生长部位也不一样,可能是它的基因转录与细胞信息传导错误所致,身体免疫降低与细胞变异而无法控制所致。所有的肿瘤与所有的疾病都有一个共性,什么共性呢? 如果人体的免疫力没有问题及人体自身应答系统、细胞的传导系统都正常的话,这些疾病实际上是不应该产生的。而现在的医药研究只是放在药物上面,是否有些方向性问题? 传染病中的"非典"和猪流感都可以证明,现在的一些疾病变化越来越快,病毒与细菌的适应能力与变异能力也会越来越快。所以,终有一天,我们做疫苗、药物的研发速度赶不上疾病产生变化的速度，疫苗生产的速度也赶不上细菌与病毒突变的速度。我们应该认识到，现在的医疗方式是将人体变成一个战场，总是病毒与药物在战斗，好像与人体的免疫系统无关，我们自身的免疫应答机制因此越来越差，如果一直是这样的研发思路，将是医药研究的不归路。其实，现在西方的研究基本上也证明了这已是一条死胡同。所以，我们不应该完全沿着西方的路走，虽然几十年、上百年，它曾经也行得通，但现在已存在很大问题。反过来想，我们要不要以中医药研究方向研究呢？这个也是一个死瓶颈，现在讲中医药的现代化与国际化，讲了 60 年，到现在也多是华人用，大部分外国人不用，因为他们认为中医药说不清也道不明。其实是因为他们不懂多种化学物的组合研究方式，他们总是按 FDA 的单一化学物那些标准去研究，因为游戏规则是他们定的，所以不接受非单一化学物的研究思路。我认为，我们应该在西方现有的游戏规则基础上结合中医药领域研究，从而产生一种新的游戏规则，突破东西方的瓶颈。我们在这个思维下探索后发现，其实很多的植物小分子经复合后对很多疾病都有一定的共性，而靶点效应实际上应该用在免疫系统上，而不是直接用在肿瘤上。提升与启动、恢复生物的自身免疫，我们觉得可能比直接针对肿瘤的介入方法更为直接，效果更好，安全性也更好，副作用也更小。比如说我们研究的一些小分子药物是用透皮跨细胞膜吸收的，也就是直接涂在皮肤上，它的效果比静脉注射、肌肉注射、口服的效果更快、更好，有些小分子针对肝癌具有很好的效果，同时也可治疗其他疾病。而有些复合小分子对"非典"效果也非常好，包括肺部穿孔及纤维化的作用效果都非常好，同时它还可以治疗铅中毒、重金属中毒等。所以，基本上通过几十、几百种这些小分子复合后的"药物"，我们发现有一个共性，就是它不是只针对一种疾病。我们继续探研发现，实际上它都是启动人体自身的应答机制与自身的免疫系统而起作用，它有时候是提升、有时候是平衡作用，比如说"非典"的治疗实际上就是一种平衡作用治疗。所以我觉得，在研究方向上应纲举目张。我们是不是应该在思维方面、研究战略方面有一个正式可行的定位？有一个系统与一个整体的规划？在研究方向上面如果是正确的，研究将事半功倍。否则，各自为政，每个人各搞各的，劳民伤财。美国为什么成为强国？因为美国不管做任何事情都有一个战略、有一个方向目标。所以我觉得，只是单纯地以西方规则或中医药方式研究，可能可以产生一些科研成果，但无法产生核心创新与核心规则，也不会变为核心成果，更不会是一个真正原创的核心平台。这个，才是我们所面临的最大挑战与危机，也是我们最应该思考的。

黄启超：

我是四医大细胞工程中心的在读博士生，课题方向主要是检测肿瘤在发生发展过程中的线粒体突变以及它的相关功能和机制。今天作为正式受到邀请的唯一一个参会学生，我感到非常荣幸。我今天主要是抱着虚心的态度，来向各位老师、前辈学习。由于我们中心一直致力于肿瘤标志物与肿瘤治疗的研究，所以我们对肿瘤个体化治疗领域也是非常关注，下面我想从一个学生的角度谈一下个人的一些看法。

首先，个体化治疗是一个充满希望、充满机遇的研究领域，特别是在最近几年高通量测序以及筛选技术的不断革新的大背景下。最近我看了一个报道，一个美国39岁的白血病女患者，已经准备进行肝细胞移植，但是医生告诉她，即便做了移植，治愈概率也只有15%。然而，科研人员对她进行了全基因组测序后，发现了一些重要的基因突变，提示如果选择用另一种化疗药物，治愈率可达到70%以上，最终这个患者显然采用了后一种治疗方案，欣慰的是在文章发表的时候这个人已经治愈了。这是一篇2011年4月份发表的文章，也是我所知道的第一个用新一代测序技术进行个体化治疗的范例。可以说，通过剖析该肿瘤患者的全基因组，可以给肿瘤的个体治疗提供非常关键的信息,它的应用前景是不言而喻的。但到目前为止,全基因组测序,要测全且深度达到可分析水平,平均要 2 万美金左右,并且需要对海量数据快速地全面分析,限制了目前阶段新一代测序技术在临床中的推广和应用。

除了高通量的技术外,我们还看到很多标志物,比如说 HER2 基因、EGFR、ER,还有我们中心一直在做的 CD147 检测试剂凯美汀等。但是这些还远远不能满足临床肿瘤个体化治疗的需要。作为一个即将进入这个领域的研究生,我认为不能仅仅关注小小的实验室,因为个体化治疗的普及不简单地等同于文章的发表、课题的完成。它还需要更多领域的人共同努力,虽然我现在有一些观点仍让我觉得无能为力,但也许经过在座的各位专家教授的共同努力将会有很大的改观。

第一,我认为除了搞基础研究的人利用新技术、新方法、新平台发掘更多新类型的标志物以外,我们仍需要更多、更大规模、更规范的临床试验,筛选众多更有效的标志物,而不是各自为政,开展规模不够大、设计不合理的临床试验,继而产出那些只能出现在文章里,而永远也无法用到的临床标志物。

第二,我们需要提倡,甚至是规定药品开发商提供相应的药物基因组学信息。我自己曾很多次假想,如果我是药物的开发企业,我是否愿意在药物基因组学下很大功夫。虽然已有一些使药物开发起死回生的成功案例,但是无疑药物基因组学研究意味着更多的研究投入,并可能导致企业收入的降低。刚才陈校长提到,比如一个很好的药它能够对70%的患者起到作用,一旦提供了药物基因组,药商将可能要损失剩下的30%的患者群。因此,我想这方面肯定需要一些政策上的引导。

第三,需要提高分子检测的敏感和准确性,统一规范临床的检测方法和判断标准。我想肯定会存在由于不同医院的检测方法不同,判读标准不同或者是资质不同,而造成对同一标志物诊断结果相反的情况。另外,就是要降低收费标准,刚才张洪新主任提到利卡汀的费用较高,实际上诊断费用也相当高昂。比如我注意到北京官方规定HER2基因的原位杂交检测收费标准是2800元,甚至一些基因联合检测套餐收费高达上万元。如此高昂的费用,将使众多普通患者望而却步。所以,我认为非常有必要采取各种形式、各种政策降低费用。

第四,要进一步提高临床医生在分子生物学,特别是基因表达谱等方面的知识积累,甚至有必要在医院中成立一些专门做个体化治疗咨询的科室。就如同刚才楼总提到,我们有如此多的新技术、新靶点、新方法,医生都不是特别清楚该如何用。如果有了这样的知识背景,就能使医生真正能够正确解读,患者正确理解各种标志物背后的关键信息。

总体来讲,尽管个体化治疗目前还存在一些困难,但是作为后备军的我们是充满信心的,同时也非常愿意在分子医学的新时代中,迎接新的挑战,追求个体化治疗更好更快的发展。

何显力:

很高兴今天能和大家做一个思想上的交流。关于个体化医学面临的机遇与挑战这个问题,陈校长讲得非常好。他是一个科学家,我是一个临床医生,针对这方面我想从一个临床医生的角度谈谈我的认识。

现在临床上比较新的概念叫个体化治疗,其实这个概念由来已久,只是我认为更确切的说法是基于基因或者基于蛋白组学,或者是基于分子生物学的肿瘤个体化治疗。因为在过去,包括陈校长的材料我也看了,基于经验医学的每一位病人,或者过去"师带徒"的教学模式,也就是这个病人选择什么样的方案,实际上也是个体化的治疗。随着医学科学的发展,到后来的循证医学,最后到第三个层次上,才到我们今天讨论的基于分子生物学或者基因类型的个体化治疗方案。从它的内容来讲,外科医生有外科医生的个体化治疗方案,内科医生也有针对每个病人不同的方案的选择,包括化疗、免疫治疗、靶向治疗等。我们临床医生最关注的就是,一个方案进入到临床之后,它的可行性到底有多大,能够给多少病人带来好处,特别是能有多少病人有能力或者有实力来接受这种方案,这是我们面临的最重要的问题。谈到这个问题,我有一个想法,我们从事基础研究的科学家跟欧美包括日本的研究方向走是没有错的,我们临床医生跟着这个方向走也可以,但这里面就存在一些问题了,因为涉及种族的不同,可能在基因组上会有一些变化,肿瘤发生率、治疗的反应都可能会有一些差别。现在我们临床医生抱着NCCN指南,或者欧洲、日本的指南,来为中国的老百姓提供帮助。这些想法可能是好的,但是最后的结局怎么样,我们并不清楚。这就提示我们自己在中国个体化治疗里面,应该有自己的数据。如果按华南、华北等分成几个大块,然后各区域拿出基础研究的科学家和临床医生共同合作的资料来,只要这个资料是真实可靠的,就有可能将来为我们这个区域,或者为整个中国人群带来好处。中国人要实现自己肿瘤方面的个体化医疗,临床的外科医生所需要做的工作是非常多的,而这恰恰也是目前我们做得最欠缺的。在美国、欧洲、日本,或者是中国香港地区,任何一个外科病人进入到临床之后,他就能够成为医生手里面研究的一份资料、一个样本,根据前面很好的科研设计,所有的资料都是非常齐全的,后面这些非常完整的资料放在从事基础研究的科学家那里,他做一些基础研究,临床和基础之间的相互结合才能做到最高效。而现在我们中国医生常常说我们临床资源最丰富,但是实际上可用的这部分是非常少的。所以应该提高临床医生对此的认识,把一些想法跟基础科学家好好沟通之后,真正地把研究工作做好。

关于将来的一些方向性的问题。比方说做一个靶向治疗药物,这个不是我所关注的范围,应该是产自实验室的。但是跟临床相结合,我认为目前比较易于实施的,就是药物基因组学。美国人能够拿出来某一些基因的突变（某一些基因类型跟某一个肿瘤化疗药物的敏感性是相关的），但这是美国人的经验。中国人目前缺乏自己的经验。但只要我们选择的是符合国际通用的标准，有循证医学证据的方案，然后做基因分型的检测，检测完了之后，如果有足够多的临床样本数量，这个时候做随机对照研究是符合人类伦理道德要求的，至少这个方案对病人是没有损害的，有可能对病人有好处，这种方案我们就可以实施。如果说我们有足够多的医生参与，有足够长的时间，可能经过五六年，拿出来的结果加上随访的结果，我们可能就能得出一个非常像样的结论，而这个结论恰恰是能够日后为中国的老百姓带来好处的。基于这个想法，上周我们成立了陕西省抗癌协会肿瘤标志专业委员会，会上我们达成需要建立一个临床生物资源库的共识。因此，在这里我呼吁，至少在陕西省或者是西北地区，真的能够成立起来一个规模非常大的、运行非常规范的、资源利用率非常高的资源库，这样可能再过一段时间，就能够真正给我们的科研和病人带来好处。

陈　超：

我们基础研究人员始终想和临床医生合作，但是苦于找不到一个临床医生，临床医生也想过和基础研究的科技工作者合作。有一个问题，等到科研人员的研究成果走到临床应用的时候，技术一定差不多了。但反过来下一步的大部分工作还是临床医生的。医生对病人要治疗，治疗要随访、要跟踪收集这些资料，要花大量的时间，三年、五年的回访率，这是要付出艰辛的工作。反过来国外的文章发得好，学术水平能上去，核心就是在这一点。资料的准确性、随访病人的准确性，病人回访了几千位，这样做起来的文章的影响力肯定大。第二个问题就是中国人自己的数据，先不谈个体化用药的各种指标，就说我们临床常规实验室检测，包括血液指标、生化指标，有多少是我们中国人提供的？全是国外人制定的指标。所以，糖、脂这些指标高，可能都是国外的指标。第三个,我要请教在座各位,就是在做个体化用药的时候,尤其是一些基因和分子靶向用药时,一般大夫都是按照规范的指导原则,比如说肺癌,一旦选定一种药的组合,就是这个组合,再换我就换组合了。我想请教医生,自己有多大的权限在国内超出指导原则进行组合,即由自己来调整组合,但是这个药都肯定是国家认可的、批准的?

第三专题

肿瘤分子靶向治疗的循证医学

刘宝瑞：

我来自南京大学鼓楼医院肿瘤中心。我本身是肿瘤科医生,但同时做研究也有7个年头了。在个体化治疗领域,我们在国内算是比较早一点做的,2004年我们刚开始做的时候,全国肿瘤内科的医生们几乎没什么新意。但是到2009年的时候,美国临床肿瘤会议的主题就是个体化医疗。所以,2009年以后,中国人听到的临床治疗的主旋律就是个体化治疗了。其实2004年以前就有一批转化医学相关的研究人员一直在国外做,没有人怀疑这是一个很好的方向。刚才陈校长提到了一个问题,在符合伦理的情况下如何选择个体化药物。这里举个例子,小细胞肺癌的标准化循证医学治疗有4个标准化治疗方案,这4个标准化方案怎么选? 我现在的方法是检测基因,看是否适合于这三类药物的应用。适合用,我用;不适合用,我不用。同样是在4个标准方案之间选择,我过去怎么选择? 按照解剖部位,只要是肺癌,这4个方案怎么选都是对的,我喜欢用哪个方案就用哪个方案,现在通过检测基因,预计有效我就用,不违反伦理的情况下能做到,目前已经是可以在临床这样做了。为什么我能这样做呢? 因为我有个合作伙伴是欧盟胸部肿瘤主席,他做个体化治疗有个大的研究所,我派两个人过去专门去做质量控制,在这方面他做得非常好,在 *New England Journal of Medicine* 上已经发了几篇文章了。我们之间有一个非常好的沟通。现在我在南京做了一项应该算是国内第一个肺癌的检测基因指导用药的前瞻性、多中心临床研究,预计入组120余例,现在有80余例了。所以您说的这个领域实际上有一部分是可以绕过"常规"治疗的,因为它符合伦理。可以绕过现在的标准化治疗,但是有些病种是不好绕过的,比方说大肠癌。所以对不同的情况有不同的选择。但是我想未来一定会有现在的所谓标准化治疗,这个标准化治疗不考虑遗传学背景和基因组学背景,一定会由现在的状态过渡到个体化治疗的状态,其真正意义上的个体化治疗是药物基因组和药物遗传学指导下的个体化选药。

刚刚专家们都提到关于个体化治疗的相关内容。从药物相关的个体化治疗方面，我觉得有两方面：一个是原创性开发，新的靶点的寻找；另外是开发性寻找。我觉得原创性寻找在多数情况下恐怕不适合中国国情。我在读硕士的时候，是以做单克隆抗体为时髦的，尤其是我们基础生物学领域的博士硕士们。但是真正走向临床的，恐怕就是陈志南院士研究的抗体，当时做了很多抗体，花了很多钱，拿了多项基金项目，但是几乎都是沉寂下来了。什么时候又升温的呢？是HER2的抗体被FDA批准之后，在中国又掀起了抗体热。那么，我们是不是要反思一下，真正寻找一个独特的靶点，并且坚持把它做得很好？其实这是极其艰难的。现在有一个捷径，这个捷径是否可以定义为开发性的寻找呢？进入三期临床，对苗头很好的一些靶点，我们是不是可以稍微改变一下，或者说模仿一下来做这项工作呢？虽然别人说没有创新性。国外公司进入中国市场没有问题，只要你有钱就能买得到，但是绝大多数中国人是花不起这个钱的。所以，我们不要那么清高，要务实地帮病人做点事。从研究的角度出发，事实上这也是我的另外一个团队在研究的一个问题。另外，对靶向药物的科学应用性来讲，绝对绕不开基因检测，基因检测现在是蓬勃发展的时候，非常好，但是开始乱了，乱到实验室连参考值都没有的时候就敢出报告，看了之后啼笑皆非但是都不敢说。讲了是对分子检测的质疑，是对整个社会的质疑。我和一些公司的经理经常沟通，我们肿瘤界的人都知道我在做基因检测，我感觉到在个体化领域有一点乱的情况存在了，怎么样规范呢？应该发挥我们的作用，其实这也是一个很好的机会。另外，我感觉质量控制和时间控制也是需要的，欧洲的模式需要借鉴，我派2位同志到欧洲的研究室里做检测，学他们的质量控制，学他们的严谨精神，回来之后觉得他们的做法太浪费了，他们重复四次，我们算了下成本，若重复四次就是一分钱也不赚，但是应该这样做。我感觉肿瘤分子靶向的检测是非常重要的,非常欣赏刚才陈校长介绍的内容,其中他提到对从 FDA,NCI,中国指南和新药相关杂志提到的 15 种比较有价值的生物分子做检测,我觉得这件事是我们肿瘤科医生应该做的事。所以,临床检测是我们临床医生包括实验室研究人员需要加强学习和再学习的。其实,目前一期临床在国外已经开始走向生物靶标和临床相结合的这条路了,也就是说这个领域不再是新鲜的理念了,而是在指导我们的实践,必须这样走,谁走得不好就一定会落伍。

史皆然:

我是来自第四军医大学呼吸科的临床医生。刚才陈校长提出了一个很现实的临床问题,他提到,如果说我们前面对肿瘤患者按照所谓的指南,做了 1~2 个方案的治疗,之后还能不能再做其他的选择? 实际上这是很普遍的临床问题。指南所罗列的很多循证证据,是对按照一定的标准筛选出来的病人研究得出的结论,真正在临床中很多病人不完全符合指南,对这些病人,我们必须按照指南去做吗? 这是一个问题。另外,当我按照指南做了之后,指南并没有告诉我之后再怎么办的时候,作为临床医生,我会给他一个合理的,适合他本人的方案进行治疗,包括可能不是我们常规所选择的药物。我是呼吸专科医生,对于肺癌的化疗我们主要是这样做。

就我个人来讲,从医 20 多年了,对于肺癌的治疗,五年前我没有像现在这样有信心,所以我不太同意释教授提出的观点。因为这是靶标分子、靶向治疗所带来的机遇,所以我非常同意刘宝瑞教授的观点。以前我们按照传统的观念进行肿瘤治疗的时候,可以帮助患者存活期提高两三个月,已经很不错了。但是当用分子靶标作为依据的时候,我们发现不仅仅是两三个月,可能是 20、30 个月的机会都存在,难道这不是一个进步吗? 所以我觉得靶向治疗给我们带来的机会真的非常大,同时也提出了很多有挑战性的东西。

刚才各位都在讨论，我们国内怎样适应靶向治疗蓬勃发展的局面，大家发言非常踊跃，也提了非常好的意见。但我要提醒大家注重另一个方面的问题，就是在药物的剂量方面，我们能不能做一些个体化的思考？比如说肺癌的靶向治疗有易瑞沙和特罗凯，通过 EGFR 突变的检测，易瑞沙也罢，特罗凯也罢，剂量是通过欧美人群来制定出来的，搬到国内是否就适合呢？为什么在国内的效果要明显好于欧美人群呢？难道这里面不存在剂量对于个体差异的影响？当然突变率是一个问题，我觉得剂量也是一个方面。再比如，我们在真正使用这些药物的时候，患者的肿瘤负荷可能超过 5 厘米的直径，还有一些晚期肿瘤，所有病灶总和的肿瘤负荷没有那么大，是否特罗凯一定要用 250 毫克或更大的剂量呢？这方面没有做探讨和思考。

此外，我们没有考虑到患者的代谢能力，对这样的药物，他的代谢过程和另一个人来比也可能是不同的，代谢能力非常强，可能也会影响到疗效。对于细胞毒药物化疗，我们检测了分子标志物的水平，有些是高表达，有些是低表达，低到什么程度这个药物更好，高到什么程度这个药物会不行，有没有更细分它们的区别？所以，这些分子的水平也同样影响了使用药物的剂量。我仅仅在药物剂量个体化的问题上做了我的主题发言，也希望引起各位的共鸣。

最后，现在国内很多机构已经开始了分子靶标的检测，除此之外还有很多大的综合性医院、肿瘤医院等也陆续开展，西京医院也在着力做这件事情，我们呼吸科从院里申请了一些专项基金开展这样的实验室建设，已经初具规模了，而到它的标准化和稳定运行可能还需要做很多工作，但是我们在着力做这件事情。下一步我们要做的是规范这些检测，不管是已经开展的还是正在开展的，还是即将要建设的，这些都有一个规范来遵从、来统一。按照同一个规范所进行的、面对着我们国内这么大的一个患者人群，必定能够出一些高质量的、能够拿得出可以到国际去竞争的文章和结果，最终真正指导临床和个体化医疗。

王西京：

我是西安交通大学第二附属医院的外科医生，我们医院内科外科放在一起，所以在病人的治疗中会遇到好多问题。临床医生需要知道怎么能把病人治好，能让病人多活一段时间，这就牵扯到一些靶向治疗靶点的检测，目前好多医院、好多部门都在做靶标的检测，但是靶标的检测目前没有一个统一标准，到底某一种病应该检测哪些靶点，都应该用哪些办法，质量控制应该怎么控制，这是目前临床上最关键的问题之一。

其次，目前分子靶向治疗的药物基本上用的是国外进口药物，非常贵。我们科新治的乳腺癌病例，2011年将近400例，有相当一部分病人需要分子靶向治疗，效果是不错的，但是有许多的病人用不起。咱们能不能在这方面多做一些工作？这样能让我们在临床应用中更便利一些。前一段时间在新疆开了一个关于乳腺癌的分子靶向治疗的会，用得最好的就是针对HER2做乳腺癌分子靶向治疗。在治疗的过程中和治疗的靶点检测方面，一定要做在前面，有些病人应该早早诊断，这是一个非常重要的步骤。在座的有好多做基础研究的专家，提到某一个靶点或者是预测因素，这些都是非常泛泛的研究。大家都重视标本的收集，因为标本是做各种研究的前提，所以说，咱们能不能通过知名专家、大的实验室把这个标本收集起来，做一些实质性的工作？

王 哲：

我是一个病理医生，我每天做的工作，就是对内科、外科的活检病理诊断，把肿瘤一种一种分类。我感触特别深的是肿瘤的异质性特别大，它不只是从显微镜下看到的形态的异质性，还有遗传的异质性等，甚至将来对药物治疗反应的异质性都是非常大的。所以,我的第一个观点是,我们的研究一定是多样化的,非常细致的,针对某一个专题的研究,每一个人研究的兴趣或者是研究的方向肯定不一样。所以,跟释教授的观点有一点不同,每一个实验室,每一个教授研究的方向是不一样的,是多样化的,针对的肿瘤和研究方向都是不一样的。我们现在用了很多标准和指南都是国外的,对于我们国人来说很多指南是不是适合就不一定了,我们要多做一些自己的工作,可能有一些机遇就是,我们国人里面有很多特有的高发病种,比如胃癌、肝癌。我主要做的是淋巴瘤,淋巴瘤里面的鼻咽 NK/T 细胞淋巴瘤,像这些肿瘤在西方国家病例非常少,对他们来说经验也非常少,发表的文章也特别少。对于我们国人比较特殊的肿瘤,其实是我们真正的机遇,我们遇到的比较多,病例也比较多,如果深入研究下去,对这些有特色的高发病例来说,做出一些新的发现比较容易一些。而且这些针对国人高发病种做的新的治疗方法和研究,或者个体化研究方法的成果才真正有利于国人。这就是我想阐述的两个观点。

王　岭:

近年,作为肿瘤治疗一线的临床医生,在经历了诸多实践和观察之后,我对经典的理论有了很多新的认识和思考。

分子靶向治疗始于 20 世纪 80、90 年代,是人类在基因水平对肿瘤的新认识并由此产生的新措施。循证医学是为了控制或者规范临床治疗行为而产生的。以乳腺癌为例,因为它的发病率高,存活期相对长,所以给了临床学家很多研究的机会。近 30 年来,在乳腺癌领域里所做工作的历程像一本教科书,对其他肿瘤的研究有很大的启迪和借鉴作用。美国在世界上一直引领癌基因研究先进水平并率先开始基因治疗,他们曾在 1999 年应用腺病毒技术创世纪地做单一遗传基因缺陷(肺纤维化)的基因治疗,但是最终结果是失败了,没有做到给21世纪添彩,所以他们现在更加慎重地做基因治疗的研究,也由此发展出多中心随机临床试验研究的概念。我们目前都在尊崇这样一个理念,它的要求就是确认某种治疗的获益与否必须经过大规模、前瞻性、国际的、多中心的临床观察检验,我们2008年开始的经FDA批准注册的临床试验,2011年已经拿到了ASCO上(美国临床肿瘤协会)展板报告,只是鉴于经济和政治的背景,我们三药联合对血管内皮细胞的靶向治疗药物是国产的,没用国外的贝伐单抗,如果我们用的是贝伐单抗,估计这个文章早一年就应该在JCO上发表了。因为是中国生产的药,虽然美国的FDA批准了,但很难卖到美国市场,所以这次ASCO也就仅仅给了我们一个展示的机会。在我们这个领域,大家都在遵循国外制定的游戏规则去玩,目前发表影响因子5以上文章的人已经很多了,但是能在ASCO上做专题发言的今年只有张力教授,他是在肺癌领域用进口药物做了RCT。

我们现在的认识大多基于20世纪80、90年代的研究发现,对细胞基因突变和突变蛋白进行研究。基于这样一个认识基础我们去做治疗,治疗的目的是什么?结果又是什么?是消灭它们还是改变它们?第一,我们并未改变乳腺癌在世界范围内仍然是女性第一位肿瘤发病率,第二位死亡率的现状,曾经多少次欢呼攻克肿瘤的时代就要到来,但是我们直到今天还没有改变乳腺癌的诊治现状。所以这样的现状说明什么?值得我们反思:我们的化疗产生的背景和靶点是什么?我们的认识就真的那么清楚吗?仅仅拿一个细胞周期的理论就真正能解释了吗?第二,人类至今对是谁导致了基因突变还不清楚,正因为无法回答这个问题,我们对更新的发现和知识就无法给出符合客观现实的合理解释。往前看50年,诺贝尔奖最开始授予基因研究的新贡献是起源于对病毒复制的认识,我们现在正是基于这样一个认识来理解癌细胞基因突变的可能机制的。从18、19世纪的近代医学到20世纪的现代医学,我们对乳腺癌的认识逐渐从器官水平、细胞水平,到今天的分子水平,我们瞄准打击的"靶子"从器官水平,到细胞病理形态,再到对分子靶点的确认。认识到这些东西以后干什么?我们用手术刀连器官带病灶一并切除,然后我们用化疗方法把细胞打掉,再然后是化疗结合分子靶点,再去消除或改变基因,这样做对还是不对?我们一代代地教育我们的学生应该是根治肿瘤,对还是不对?正确的认识和策略应该是根治还是控制?

第二个问题,人类习惯于站在自己的角度或立场上看待和描述自然现象,如果我们站在自然的角度和立场,站在生物进化的角度来看待人类呢?比如说,一个世纪以来,人类与细菌的抗争是值得我们好好回顾和吸取教训的,我们在100年前不知道细菌是怎么回事,无法控制它,当时所有的士兵参加第一次、第二次世界大战都不怕死,就怕受伤,因为受伤会感染,会痛苦至死,那时的外科医生的主要工作就是要把感染的病灶连同器官一并切除。今天的肿瘤外科医生在干什么?是拿着手术刀连同病灶和器官一并切除,接着就是拿着化疗药连人带癌一并对待。这样的思路对还是不对?我们以自己细胞为物质基础的这样一个靶点作为攻击目标,结局会是什么?这里关键的问题是什么?就是说我们在不明确乳腺癌的原因是什么的情况下,我们下的这个手有点过度,需要我们认真地反思,至少我这个干了30年的医生,最近一直在面壁思过。做了这么多乳房的切除,而且乳腺癌的靶向治疗也已经得到了国外的认可,但我们这种现阶段因无知、少知所导致的无奈之举,甚至于站在学术会议讲台上说我有很好的经验和学术地位,已经让我很不好意思了。我个人认为应该站在自然的角度、依照进化的法则来看问题,目前自己主要的研究工作是认定乳腺癌的发病原因是生物学因素。我们借鉴肝炎、肝硬化、肝癌三部曲,越来越明确地说明"乙肝"、"丙肝"是肝癌的致病因素,它的始作俑者可能是HBC和HCC,还有EB病毒引发淋巴瘤和食管癌的例证。2008年诺贝尔生理学或医学奖授予德国科学家楚尔·豪森,他确定了宫颈癌和HPV的关系。我们现在研究病毒与乳腺癌的关系已经拿到了明确的结果,将会很快公示导致乳腺癌的真正原因,它仍然是病毒家族的生物学变异。我们希望确认这样的一个结果,一定会反过来解释谁导致基因突变,谁导致了肿瘤的异质性问题。我们今天所看到的突变基因到底是病人本身细胞产生的还是外来生物因素产生的,从而明确我们真正的靶点是什么,解释我们现在所有的疑惑。

陈　超:

　　刚才王岭教授提了一个很好的问题,我把话题引申一下,如果现在的治疗手段就这个样子,就是手术切除和化疗再加上抗体,我们要不要做早期的开发,早期诊断的技术,早早地把乳腺癌发现?发现得越早,病人的乳房被切除得越早,中的毒性越小。这对我们科研人员提出了一个临床要求,我们要开发新的技术。按照 NAC 的观点,就算你早发现,然后还是用同一个手段,结果还是没有用处。第二个问题,从科研人员来看,现在 NAC 对乳腺癌的治疗方案,我觉得是有待探讨的,第一个,它要杀死生长的肿瘤,用的铂类;第二个,联合用药,要抑制肿瘤生长,这两个药同时在用。化疗药物要起效,前提是得让肿瘤快速生长,你同时又用了抗体,又不让肿瘤生长,作为科研人员来看,这是矛盾的,你应该缓一下,分成两步,先把快速生长的问题解决了,然后再用抗体来治疗。

王　岭:

　　我想提倡这样一个概念,临床医生管两头,事前是由临床观察提出问题,工作做不下去时要善于提出问题。另一头是临床验证,你做的东西对不对,我们来检验。我们都要做疾病的一、二、三级预防,做一级预防需要进行普查,普查完了后除了知道发病率,我们还要知道什么?以目前来看,我们查到了乳腺癌的始作俑者与病毒有重大的关系,而且在 90% 以上,我们做了

5年终于出了结果,而且在不同地区,它的高危亚型也不同,我们在不同地区将来采取的预防措施也将不同。我们对待肿瘤一直以杀灭为主,将来要以控制为主,对不同地区的高危背景采取不同的控制手段,这种控制肿瘤的思想将成为靶向治疗的指导思想。对于细胞周期理论指导下的化疗思路,原来是标准的 CMF 方案基础,20 年下来没有重大进展,有效率在30% ~ 40%,后来有了泰素类药物的发明,能在 G1 期控制肿瘤,现在针对 S 期和 G 期的联合药物治疗方案,让我们拿到了 70% 左右的有效率。而对于 HER2 阳性的病人,分子靶向治疗只有20% ~ 30%获益,我们下了这么大的工夫,医疗费用投入成倍增长,疗效却不是正相关,所以今天我们仍然对这样的理念产生质疑。

人类至今对肿瘤为什么会转移知之甚少,我们及外国人承认并且代代相传的东西是什么? 是种子和土地的理论:树上的果实掉下来,随着河流,风吹到处飘散,你相信这样的描述吗? 我不相信。我们无法解释一个 CTCs,这么一个体积的肿瘤细胞,它可能像我们想象的那样卡在毛细血管里生长,它自己还能诱导产生血管。另外,乳腺癌脑转移怎么解释? 这样一团细胞怎么穿过血脑屏障的? 应该是只有微生物在中胚层、外胚层和内胚层找到了敏感的、适合它生长的宿主细胞,把它变成了自己延续生命和遗传信息的复制工厂,病毒需要利用在细胞分裂期的这些碎片物质来组建外壳并复制自己,它也要生存,我们不能再自己给自己编童话故事来解释自然了,没有一个生物不是和别的生命相互依存而独立存在的。现在我们治疗肿瘤方法就是切,切一个不够,两边同时切除,可病源我们不清楚。总而言之,我现在告诉我的学生,肿瘤治疗最终会从根治回归于控制,以生命为主,和其他生物一并生存的,就像当年抗结核时代,开始都是用刀子切除肺结核,以后又用化疗药物杀灭结核菌,以损害自己为代价,如今的策略是少量药物控制它,只有与它共存,才能让我们的生命得以延长和延续。

何明亮：

其实我们身体内部有很多东西可以对抗它，只是我们现在还不知道，比如说在人乳里面就有一种物质可以对抗肿瘤。再说"乙肝"，它老是复发，为什么要复发呢？我们用药来治疗肝炎，但是为什么药总不管用呢？因为肝细胞内部的抗病毒因子没有调动起来，如果调动起来那就可以，但是以往不知道，我们在1年前发现这个问题，我们找到了肝细胞内一种抗病毒因子，这种因子我们一定要把它调动起来，不调动起来是没有用的。

陈锦飞：

我是来自南京市第一医院的肿瘤内科的医生，我们医院也是南京医科大学的附属医院，我是临床医生。

我在德国留学时，我们那个学科在国际上还是非常有名气的，每年会发表很多的文章，其中很重要的原因，就是有全德国最好的肿瘤和血液的样本库之一。所以，每一个新的方法或者新的标志出来后，就把库里面相关的病例调出来，大批量的检测，很快文章就出来了，当时样本很多。我回来以后也想做这样的事情，我也想发一些文章，做一些科研，上午很多专家也讲，他们都想做生物样本库，回来以后我曾经也想做这个事情，但是我感觉这个困难非常大，当时我们的目标是建一个国际标准水平的肿瘤生物样本库，做到现在我都没有做成，最后我只能做我科室里病人的样本库。这样做也是相当可观了，我现在已经有几千份的外周血的血样。现在大家都在讲建肿瘤样本库，我觉得你能够在一点上面做好了就相当不错了。我有900多个胃癌病人石蜡组织当中提出来的DNA，同时这900个病例我都有5～10年的随访，就这样一个标本我要做科研的话，我大辈子的时间去做这个标本就已经够了。所以我们做什么事情都要实事求是，我是做不成一个像在德国那个全德国最好的血液或者是肿瘤病人的样本库，这不是说我们中国人不聪明，而是我们中国人跟老外的观念不一样，所以要改变中国的外科医生的观点是非常难的，这是我自己的一点点体会。

我觉得抗肿瘤血管生成治疗有很多值得我们思考的问题。抗血管生成治疗跟肿瘤之间有什么样的关系？肿瘤跟血管谁在先谁在后，谁依赖于谁？肿瘤长到 2mm 的时候形成新生的血管，然后血管供给肿瘤细胞，肿瘤细胞再长。所以，有人会说肿瘤会依赖于肿瘤血管的形成，但事实上肿瘤血管是在肿瘤长了以后才出现的，肿瘤跟肿瘤血管之间的生成关系是互相促进的关系，不是说肿瘤就一定依赖于肿瘤血管的形成，实际上肿瘤血管的形成也要依赖于肿瘤的生成。我看了国内的临床实验，抗肿瘤血管生成药物的疗效，有时候会被夸大，另外有人会说抗肿瘤血管生成的时候，药物的疗效跟剂量是没有关系的，我对这个问题也进行了思考，后来我亲自做了动物的实验，疗效跟药物的剂量之间很明显有关系，而且非常明显。当时我也做了临床病人上的使用，发现疗效跟抗肿瘤血管生成药物的剂量有关系。所以可能对于现在已经形成的所谓的一些概念或权威，我们可能也要进行一些思考，所以这个是第二个要谈的。

现在大家都讲个性化的治疗，我觉得个体化、个性化的治疗是我们大家的一个梦，要实现这个梦是非常难的。比如上午大家讨论的是药物基因组学指导下的治疗，要提取 DNA 或者其他，我要问，给你一个肿瘤的组织，你提取的 DNA 是肿瘤细胞的 DNA，还是里面上皮血管中的 DNA 呢？大家有没有搞清楚？现在我们往往拿一个新鲜组织出来就去提 DNA，我相信不同的细胞来源的 DNA 做出的结果是不一样的。所以就这一点来说，大家是否能够做到标准全部统一？所以，我觉得肿瘤的个性化、个体化的治疗是一个梦，是一个方向，谁都想做到这样，但是做起来很难。

有关分子分型，这个做起来很难，是蛋白质水平，还是长的非编码的 RNA 水平的分子分型？这个我们可以去想，可以去说，但是要做到非常难。

我自己有一个总结,肿瘤学科是一个非常庞大的学科,从基础到临床到转化之间什么都会做是不可能的。所以今天借助这个机会提议,我们真正能够联手团结起来一起做一点我们认为我们能够做的小事情,我觉得就可以了。

张 伟:

我们做标志物的检测,究竟检测的是什么细胞里面的标志物,这个最核心的要害问题往往被忽略了,就是因为很多同行没有意识到这个工作是病理诊断的延伸——分子病理诊断。比如说有些患者在手术当中取了一块标本,送到一个地方检测,患者拿来的标本只有蚕豆那么大,他们直接提取DNA就做了,我说你知道里面有没有肿瘤细胞或者肿瘤细胞的丰度是多少?他说不知道。我们在临床上见到很大的肿瘤,把它都切成切片,好的情况下有诊断意义的肿瘤细胞在体积上只占小部分。最典型的就是何杰金氏病,里面有诊断价值的细胞常常不到10%。肿瘤的80%都是出血、坏死、炎性增生,很难找到肿瘤组织。如果检测到的只是坏死和炎性增生组织细胞中的分子标志,反而会误导治疗。现在个体化诊疗是一个战国时代,大家不是想着把它做得更专业,真正起到提高疗效的作用,而是在抢利益、争利益。在分子标志物检测这一方面表现得非常集中的就是这一点,导致不同的实验室有时候检测结果不一致。目前肿瘤个体化分子靶向治疗是要建立针对中国人特有的检测体系,把众多的研究成果规范是一个要害环节,就是能够把代表国家水平的研究团队筛选出的分子群整合起来,变成权威性的、有资质的,比如像美国FDA认证过的,我们的SFDA认证过的,可以作为一个诊断产品在临床应用,临床应用跟科研是两个概念。要考虑怎么样能够在转化医学的框架内把理念加强,效率提高,把我们的研发成果快速地转化成合法的、有权威性的,我们现在开展的项目在医院确实有需求,VEGF的基因突变,HER2的检测,我们是从2003年开始做的,陕西的收费标准是2009年才批下来,因为临床和患者有需求,你又有条件做,不做说不过去。但是收费目录中又调不出这个项目,所以只能用其他项目去套。因为这种新项目本身效益就不高,如果再冒着违规收费的风险,工作是很难开展好的。现在需要规范的方面非常多,从转化为合法产品,到能够合理合法的收费应用。还要考虑什么样的标志物应该由什么人来做,比如从血液里检测应该由什么科做,是在检验科做还是在哪个实验室做。肿瘤细胞分子信息的检测要确认用的这块组织肿瘤细胞的丰度达到90%以上,如果肿瘤细胞稀少,要应用激光显微切割收集肿瘤细胞,这就要求由具备病理诊断相应资质的工作人员来做。不要一味地去想我做的是DNA,谁都可以做。

王小艳:

实验是没有绝对的,所以我们很多时候在实验中是通过建立一个参照物,然后利用一些去掉背景的方式来选择。所以,我并不认为标本库就一定不能去建、去检测,我认为还是有一点事情可以做的,而且这个过程中确实有很多意想不到的问题,包括我们自己也遇到了非常多的问题。但是我想应该是可以克服的,因为人的问题总是可以解决的。

李　荣:

我来自南方医科大学南方医院肿瘤中心,主要从事乳腺癌和前列腺癌诊疗方面的工作。我也想谈一些自己的观点,这些观点仅代表我个人,可能有些值得商榷,希望与大家进行交流。

21世纪医学最重要的模式是循证医学,这个概念的引入和实施,说到底就是RCT作为基础的大规模的多中心的完全随机对照临床试验研究,在临床试验研究当中最重要的两个试验可能会给我们最重要的提示,就是肺癌当中TKI药物的研究。TKI药物中的易瑞沙的两个研究结果显示,易瑞沙不亚于化疗药物,但它得出了另一个结论,它没有延长生存期。紧接着特罗凯做了一个试验,告诉我们,同样的药物得到了不同的结论,就是人群选择的不一样。那么,小分子药物是不是就比化疗药物强呢?人们常说:上帝给你关了一扇门的时候总会给你打开一扇窗。这扇窗户是什么呢?我们发现它对亚裔不吸烟的女性效果很好。现在很多公司说能够做到100个细胞突变的检查精确度,那么,100个细胞的突变能不能代表一个肿瘤的整体,我们技术上的革新价值在哪里?我觉得现在的医疗应该是数字化医疗,这并不是说以电脑和通讯为手段的医疗,应该是定量的医疗。就是说我们寻找 EGFR 突变是有临床价值的,应该建立一个这样的标准。

第二,我们经常会探寻很多肿瘤标志物,但到现在为止,真正有价值的临床应用的肿瘤标志物也就十几个。比如说乳腺癌当中 HER2 是大家最认同的一个细胞表面标志物,因此产生了赫赛汀。但是如果不联合化疗,它的单药效用针对性仅有16% ~36%,而联合化疗可以达到70% ~80%的有效率。这样问题就出来了,我们得到这样一些细胞表面的标志物,它是结构标签还是功能标签?如果是结构上的东西,我们拿一个功能上的东西去评价它,意义在哪里?所以,对我们更多的标志物,除了关注于它的表达之外,是不是要更加关注它的功能性?能不能把它功能化?有功能的东西我阻断了它才有意义,没有这么多功能,我有这么多标志物拿出来还有什么意义呢?在内分泌治疗过程中有效率是45% ~65%,仍然有35%的病人是没有效果的,这35%的病人到底是怎么回事呢?我想,能不能在循证之外探讨循证医学拿不到的证据呢?这应该会给我们更多的启示。

分子靶向药物分两大块,一是单抗类的,还有就是小分子化合物类的。小分子化合物当中,现在进行一期临床研究的大概有3000多种,到了二期大概有300多种,到了三期临床研究就只有几十种了。针对不同的活性通路小分子药物,我们发现用一种药物很难去解决所有的问题,所以就要提出多靶点概念,如果说靶点过多,那就等于没靶点。打个比方,你把这些药物加进去,大部分都会有一定的抑制作用,既然这样我们能不能针对不同通路,使不同的小分子药物进行联合? 在治疗过程当中,我们现在可以做到对它通路活性的分析,我相信由于遗传因素的不稳定,不能用单一的药物来进行治疗。这种小分子靶向药物会越来越多,在合适的病人身上、在合适的时间进行合适药物的正确组合,能不能解决临床上的一些现实问题? 这是我想谈的循证之外的循证医学新概念。

罗荣城:

李荣教授提到利用现在的循证医学证据来指导临床是没有问题的,但是在指南和证据下面仍然存在很大的一部分是陪着凑热闹、陪着花钱的事件,总是有一部分病人是看不到疗效的,至少有30%～40%是达不到理想疗效的,即便是分子检测阳性的病人也只有16%～35%的疗效,所以加上化疗药,1＋1可能大于1,有的1＋1可能小于1,即一种疗法加上另一种疗法,或一种药物加上另外一种药物,恐怕得出来的结果还不如单一药物或疗法。当然,我们更多的循证医学证据是1＋1大于1。个体化医学也好,分子靶向医学也好,用循证医学这样的研究方法,实际上从李博士谈到的肺癌故事,再从肺癌故事引发的 EGFR 的故事,讲了将近10～12年,最后中国人讲出了名堂——在世界学术舞台上有中国的声音。这得益于我们这么多年来就 EGFR 突变这么一个分子事件,用循证医学的方法去探求,最后达到了对肺腺癌有突变的病人用 EGFR－TKI 药物,就可以达到70%左右的疗效。而剩下的30%怎么办? 又有可能出现第二个分子事件,如融合基因等作为治疗靶点的新问题。

所以,今天上午前面两个专题非常好,我们可以用大量的分子检测的方法,用非常准确的、非常标准化的方法,把肺腺癌的病人(现在有循证医学证据的,甚至有靶向药物的,这些优势人群或者劣势的人群),通过基因检测分子分型方法筛选出来。所以,我刚才提出一个问题,对在现在循证医学证据之外的这一部分没有效果的病人,要用循证医学去探索新的药物、新的靶点、新的优选方案。这恐怕是现在分子靶向治疗比较靠近个体化医学,被大家认可的一种研究方法。就像陈校长说的,真正的诊疗指南跟中国的病人有多大的符合率? 经调查只有15~16个标志物写在这些肿瘤的指南上面。但是,今年中国版的肺癌指南就一反美国的常规。美国专家特别提到,只有肺腺癌才需要进行 EGFR 突变的检测,而我们中国版的肺癌 NCCN 指南,就规定所有的非小细胞肺癌都要进行 EGFR 突变的检测。这个证据就是因为我们国家的肺鳞癌病人仍然有比较高的变异比例,这跟欧美病人不一样,所以就彰显我们中国人在 EGFR 突变这一点的中国数据。就因为我们有自己中国人的数据,所以美国专家就同意中国专家的意见。所以说,我们每推进一步都是很不容易的。

第四专题

实现肿瘤个体化分子靶向治疗的策略与思考

何明亮：

癌症的问题是很复杂的，现在说的靶向治疗有点类似于打仗，都需要高精准的高炮炸弹，但是如果打游击队就不好打，癌症就与其类似。我们目前的研究主要是单靶点研究，这个研究目前仍然是我们的重点，虽然很有效，但是我们认为仅仅依赖于单靶点研究，癌症的问题是不可能解决的。还有一个问题，肿瘤细胞快速突变，抗肿瘤药性快速下降，这也是个大问题。我们需要有新的思路、新的突破。其中有一个思路，我们中国人做中医做了几千年，虽然中医在癌症方面治疗效果不是很理想，但是我们不要忘了，中医在癌症预防或者术后巩固方面还是不错的。传统中医提出很多好的观点比如个性化的诊断和治疗、固本治里、本里兼治、多组分复方的运用等。有一个东西现在炒得比较热就是 MicRNA，MicRNA 有许多好处，癌细胞会释放 MicRNA 到血里面去，甚至到粪便里面去，用血液和粪便就可以做 MicRNA 的检测，这个是非常容易的，在这方面香港中文大学是全世界比较领先的。

单靶点 TAP21 是一种肿瘤专一性的抗癌多肽。很多癌症，包括肝癌、肺癌、肠癌、乳腺癌、子宫颈癌等都高表达其对应分子，而正常细胞则不表达，TAP21 可以很好地抑制癌细胞的生长。多靶点 MicRNA－637 抑制肝癌，肝癌低表达 MicRNA－637，引入 MicRNA－637 可以起到抗癌的作用。另外一个例子叫 MicRNA－26a，MicRNA－26a 以 EZH2 为靶点抑制鼻咽癌和肝癌的生长。通过对这些 MicRNA 的研究，我们觉得虽然它们有很好的应用前景，但还有许多的问题需要解决。人与自然是很和谐的，植物小分子的应用，可能给我们的抗癌研究和治疗带来意外的惊喜和突破。这里我给大家看一下我们的实验，看看这些分子如何抑制癌症。将肝癌荷瘤小鼠，随机分为三组，第三个组我们用皮肤涂药，每天涂两次，涂了 21 天以后就发现 A、B 两组中肿瘤的大小显著大于 C 组。到 35 天后，C 组打开腹腔后，发现有腹水的小鼠肠道和肝脏长出许多肿瘤，但小鼠精神状态良好，开始很大，后面就变小。而 B 组长得很大时小鼠就死了。这说明什么问题呢? 说明植物小分子是可以抑制肝癌的。

大家思考一下,我们将来在药物设计和术后处理当中,怎么样利用自然界现有的东西来解决这些问题?

释慧远:

延续我早上所讲的观念,我们做了 20 年的实验,发现植物小分子不管是对肿瘤还是对其他的疾病,都有很多治疗的共性,但是因为今天的主题主要讲肿瘤,所以我主要还是围绕肿瘤来讲。

我们认为生命是由无机小分子、有机小分子、单细胞与多细胞演化形成的,蛋白质主要是由氨基酸组成的,很多小分子在动植物体内具有可共存的共性。基于这种思维模式,我们进行了一系列研究。植物小分子对于抑制癌细胞、提高免疫力、调节细胞的平衡机制,有明显作用。比如说研究的过程中,观察国外的一些所谓的治疗肿瘤的小分子药物,虽可以缩小肿瘤体积、抑制肿瘤,但是同时也有很多的副作用,比如在饮食、体重、精神状态、免疫力方面都有强烈的副作用反应。而我们在用植物小分子做研究的过程中,尚没有发现一例有这些不良反应,精神状态与体重各个方面都得到明显改善,而且肿瘤的体积也明显地缩小了。我们把小分子用在正常的人体,发现人体的氨基酸是有差异的,我们使用的方式不是注射,而是用在鼠皮肤肿瘤部位,肿瘤部位开始出现萎缩枯萎状态,最后枯萎坏死肿瘤组织从体表掉下,掉下以后皮肤没有伤口也没有疤痕。另外,我们又做了一个其他小分子药物尝试,以两个受伤瘀血严重的手指做实验,一个用了 15 天小分子药物,瘀血损伤手指明显得到改善,30 天以后更明显,而且指甲已经在生长;另一只未用药,两个多月,手指甲几乎掉下来,瘀青未减。很多年前,我们做过一个尝试,作为治疗肝癌的小分子药物,为什么对这种损失、出血会有这样的效果？同时在很多年前，我们也做过类似的尝试：施药于40多个"非典"病人，其中有个正在洗肾的65岁老年病人，痊愈得非常快。很多时候小分子都有一些共性，这些小分子可以口服，也可以利用外涂方式，跨细胞膜非常快。我们用小分子做过某些方面的实验，比如涂在皮肤上以后，15分钟体内全身的血液红血球全部变得非常饱满，可塑性明显增强。

我们做了一些动物实验，使用小分子后SOD活性明显提高，动脉的血氧含量也有改变。有些小分子对冠心病、心肌缺氧有显著的治疗效果。我们是科研机构，虽不是医疗机构，但一些被中医、西医判死刑的病人，化疗、放疗都已经做过没有效，然后使用小分子，有的活了多年，到现在仍非常良好，同时能改善肺功能。我想说的是中国是全世界三大植物王国之一，有那么丰富的资源，如果说我们能整合各领域、各学科的一些专家学者，制定一个确定可行的方向，那么我们完全可以形成一种新的思维模式，一些新的研究方向，甚至可以制定出新的游戏规则。我们应该思考一个问题，我们要做的是要符合美国FDA的标准，还是要符合救助生命为目的的标准。如果我们只是要符合西方的标准，在它的游戏规则之下，已经是一个很大的瓶颈。如果我们能够创出一个新的思维方式、新的平台，就可以拥有一个新的核心，可以制定我们自己切实可行的游戏规则。

单提的小分子药物功效实际上是非常有限的，我们从植物中单提的小分子，然后加某些技术手段，比如修饰、协同、以不同的方式复合等，效果不错。所以，这是很大的一个研究空间，需要很多专家在不同的领域合作与共同努力，在此抛砖引玉，提供给大家参考。

董红霖：

你刚才说的植物小分子要经过修饰，能不能透露一下加的什么东西，比如说是西药或者中药？

释慧远：

我们做的所有的小分子药物没有加任何中药和西药，没有加任何矿物质和重金属，没有任何激素，也没有任何的人工化学物，百分之百全天然。

董红霖：

这个题目是关于靶向治疗的策略和思考，策略我不敢谈，我作为一个外科医生有自己的一些体会和思考，所以想跟大家共享一下。

我们现在临床上主要进行的几个方面的研究，第一是循证医学，第二是规范化以及个体化的治疗。循证医学在目前的研究领域中应用非常广泛，作用非常强大，但是在临床上遇见了形形色色的个体，对于每一个个体的治疗来说确实需要一个明确的规范，也就是规范化治疗的理念。没有一定的规范，没有一个理念，各医院的医疗机构可能会出现，医生你拿你的主意，我拿我的主意。当然，医生个人的意见也是非常重要的，医生个人的理论水平和经验对于病人的影响也是非常深刻的。我们在开学组会议的时候，大家发言非常广泛，但大会结束的时候，在问大家最终产生的新结论时鸦雀无声，我觉得现在医学可能就发展到一个瓶颈期了，一个困境的状况。北京协和医院赵院长曾经说过：在 5 年之内，胰腺癌没有一个更新的突破的地方。这就说明了我们新医学的一个困境。对于结肠癌病人来说，外科医生做手术，尽量把肿瘤拿掉，扫干净，现在我们要求至少切 15 个淋巴结，但是切除后每个病人最终的结果会有不一样，为什么会出现这种情况？出现这种情况以后，外科医生对下一步治疗和其他直肠癌治疗方面有没有什么不一样的地方？我觉得没有其他不一样的地方。这就是一个具体化的过程。肿瘤的性质是什么？部位在什么地方？这病人的预后都是不一样的。鉴于这种情况，我们医生怎样去对待它？我们查了所有文献后发现，现在没有很大的区别。所以说，个体化治疗是非常困难的事情。困难在什么地方？一个是我们参选的人不一样也就是疾病不一样；二是参加治疗的人不一样，医生的经验、水平不一样；第三，指导性的意见不一样。因为有的医生能采纳一些机构的意见，另外一些医生可能否定这些意见，个体化治疗会不会沦为一种个人治疗？我觉得不应该成为这种状态，个体化治疗和个人治疗是两个概念。比如说肺癌，中早期手术效果好，中晚期手术效果差。尤其现在我们进入老年社会以后，好多病人不适合做手术了，肺心病、高血压都不适合做手术，我们会用其他的一些靶向药物来治疗，是不是现在都在一哄而上做这个研究？我觉得这个药在研究出来以后，对欧美人的效果反而没有对亚洲人的效果好。对于一些乳腺癌治疗来说，就像王教授说的，其实这是临床医生的一种无奈，他每天都在切乳腺，每天在治疗乳腺癌，最后他自己不知道在干什么了。我觉得是否有其他的一些处理药物来治疗，是不是能从另一个角度进行辅助治疗？

下面我想说几个问题。第一，肿瘤到底是不是一件坏事情？我们治了半天，把肿瘤切完了，病人最终还是不在了，不管用其他的什么药物。2002年我在第四军医大学读博士时，我做的课题就是肝癌方面的课题，是把单克隆抗体做了人源化，但它的结合力明显下降。肿瘤到底是一个什么样的物质，就像王教授说的，这个肿瘤是不是我们人类进化的一种必然过程？我们是堵，是防，还是治？如果我们能够把它完全堵住，我觉得这是根本不可能的事情，对个体化治疗来说也是非常困难的事情，所以，这种情况下是去堵还是去控制，这是我们应该思考的问题。下面就是一个协作组的问题，我觉得对邢金良教授倡导的多中心的协助，我们应该采取一种非常支持的态度。如果能够把肿瘤的分子分型和基因组学研究得更为广泛一些，或者是更为确切一些，我们就能够为全国，甚至全世界作出自己的贡献。

王　珺：

　　我主要是做高通量测序,我想讲一下高通量测序在分子靶向治疗、寻找和诊断方面的应用。我们当时用高通量测序想发现特异性肿瘤靶标和组织特异性靶标,当时也成功地在卵巢癌当中找到两个靶标,一个是卵巢癌细胞特异性靶标,另一个是卵巢组织靶标,我们希望把这个靶标结合在一起作为一个靶向的药物,应该说现在的数据结果非常好,还在做下一步的工作。蛋白组学用了,基因组学也用了,我们做了很多工作,刚才王老师提到的所谓的常规思路做了很多工作,有很多靶点,结果大海捞针,还是非常幸运地找到了这两个靶标,这个思路对其他的肿瘤也不一定完全适用,花费的时间也很长。我们在做蛋白组学发现靶标的时候还是有很大的困难性,做 1000 个、2000 个蛋白,这 2000 个蛋白是不是和疾病相关的,也是值得探讨的问题。

　　我个人也做了很多肿瘤基因组的工作,特别是肿瘤细胞异质性问题是非常复杂的,我们觉得测 20～30 倍的数据,可能会发现很好的突变,后来发现肿瘤特性的情况非常复杂。对这些突变我们都不能进行临床验证,验证率几乎到了零,我们发现了很多的数据结果都不能验证,后来我们把测序的深度要求提高到 100 倍,甚至现在提高到了 170 倍,只有测序的量更大,才可能得到相对比较准确的肿瘤组织突变情况。用外显子做肿瘤的测序非常多,同样遇到这样的问题,肿瘤基因组还是非常有挑战性的,首先芯片捕获的过程有一个杂交的过程,然后还要进行一次测序的过程,每一次过程都有 1% 或者 2% 的错误率,现在与我们合作的伙伴就有一大堆的测序,但是最终下不了结论,到底是什么突变引起的肿瘤,我想这是我们在做肿瘤研究时非常困惑的一点。在用高通量技术寻找靶标的时候,有时会很困难,因为我们发现在细胞膜上,本来它应该在细胞内核,后来又发现在细胞表面上,这样的情况还比较多。我觉得用高通量技术对肿瘤细胞进行分析倒是一个非常直接的技术,里面各种各样的分型技术都可以一下子分出来,这是很好的应用。但是我个人有一点困惑，就是随着后基因组织时代的发展，技术已经不是重要的问题，数据量非常大，有各种各样的数据会产生，针对不同的疾病有不同的靶标进行很好的分析。到目前为止，还是属于比较乱的阶段，包括国内在做一些基因测序的时候，有很多操作得比较乱。我想有没有可能，国家出面进行大规模的研究，国外验证可行的分子分型的直接检测，在国内我们先做大规模的验证，或者针对中国人群的模式、参数修改一下？希望通过协作组织，把人家验证过的东西尽快能推到中国的市场上，让中国的老百姓得到正确的诊断。现在乳腺癌治疗在国际上有两个比较著名的预后判断，荷兰一家公司用的是70个基因的表达谱，更有意思的是70个基因和21个基因当中，只有一个基因是重叠的，是不是我们还需要对中国人进行大规模的芯片测试才能够得出结论，我觉得这也是很有意思的问题。还有就是在执行的模型上，特别是 Genetic Health 公司，在美国纳斯达克上市，现在也没有得到 FDA 的批准，但是已经运作了17.5万个病例，大部分的患者得到了非常正确的诊断，很多患者都不需要进行化疗，只要进行相关治疗就可以。我们中国如果有这样的新技术，没有 SFDA 的认证，如何进行推广和使用呢？这似乎也是一个比较头疼的问题。

罗荣城：

关于乳腺癌21个基因和70个基因，这两个国际上非常著名的检测，在乳腺癌上受到了非常大的重视和肯定，在中国人的临床应用中，这两个检测方法对乳腺癌的分子分型，指导个体化或者是分子靶向治疗，大家对此究竟是怎么认识的？

李　荣：

乳腺癌将会是所有肿瘤中第一个实行个体化治疗的肿瘤。江教授曾说过这21个基因样本量并不大,美国做也就几百个样本量,对乳腺癌来讲,这么大的病人数还不足以分型。实际上,对于乳腺癌来讲,这么大的病人数用21个基因来分类还不足够,因此实际上在中国版的指南里面没有做推荐。这21个基因对于中国乳腺癌的病理分析是否符合中国人的特点,实际上很多是要在国内进行验证的。

罗荣城:

我觉得你们公司就有大有可为的地方。我们真的没有把21个基因放进去作为中国乳腺癌分子分型的推荐,因为大家比较偏向70个基因这种分子分型方法。可以通过你们的技术,利用足够的样本量,可以拿出中国乳腺癌病人的数据,最后写进我们中国自己的指南上面,这样影响力就很大了。也就是说要回答一个问题:国际上通行的70个基因检测适合不适合中国,中国人是否需要另一个版本。比如说对中国人来说60个基因就够了的,或者只要35个就解决问题了。

王 珺:

从领域来讲我们需不需要对大规模的 GWAS 类型的 profling 研究,还是只考虑这70个基因?

罗荣城:

我觉得研究方式有很多,你可以使用它来验证,也可以根据中国人的实际,在你这么海量的研究基础上筛选出符合中国人的标志物,建立符合中国人群的基因检测方法。

何明亮：

你刚才讲的基因组织去找标志物很困难，我们也做了这方面的探索，确实很困难。我有个建议，你有那么大的数据库，华大有那么大的数据库，沟通一下，看看有没有什么好的办法解决这个问题。

万亚坤：

2010 年之前我在美国研修系统生物学，也就是世界上第一个提出 4P 医学的地方，在癌症发生之前预测它，对不同的类型，我们通过转入组、蛋白质组、经典系统的方法对它进行研究。回来之后我进入东南大学，我们组建了自己的课题组，今天我作为基础研究的科技工作者，很荣幸与在座的临床专家进行学术交流。针对肿瘤个性化分子靶向治疗的策略，我结合自己实验室的研究方向提一点我自己的想法。

就目前来说，药物靶点的建立可以说是药物研发的首要步骤，但是目前为止存在一个问题，人们往往聚焦在 500 个靶点上，人类有 3 万多个基因以及上万多个蛋白存在，这上万多个蛋白都有可能是新的药物靶点，如果仅仅对 500 多种药物进行筛选，我们会忽略很多已知的药物分子对其他分子也有活性的可能性。经典的案例，比如说"伟哥"这种药，以前大家把它当作治疗冠心病的药，但是后来发现它在阳痿方面表现出性药的潜在价值。从发现它治疗冠心病到治疗阳痿花了大概 10 年的时间，如果一开始就能鉴定出它在治疗阳痿方面的作用，那么我们就能提高这个药物的实用性。还有刚才释教授讲到神奇的植物小分子药物，除了在肝癌过程中有治疗作用，在"非典"治疗中也有作用，我不知道当时做试验的时候是不是随意试验的，还是有针对性试验的。但是从我个人的角度来说，如果我们知道小分子化合物的作用靶点到底在哪个通路上，对哪几个植物蛋白有作用，我们可以有的放矢地来研究它的新功能。对一个新药的作用靶点，目前有什么样的研

63

究方法呢？从我在国外所在实验室的经验来看，我们的研究多数集中在化合物的表达，把人类的各种表达做 SP2 蛋白芯片，目前这个方法有很大的弊端。蛋白药物如果打到芯片上，很多靶向蛋白有很多是膜蛋白，这样就面临可溶性和溶解度的问题，由此推断，通过蛋白芯片筛选药物新的靶点在实际过程中有很大的问题。另外一种模式，通过单细胞提出酵母细胞，我们是通过酵母研究人类的疾病，如研究端粒、衰老等系统生物学的问题，酵母在研究新药的研发、靶点的鉴定方面也有很大的潜力。其中在 20 世纪 80 年代的时候，大家通过酵母三杂交的方法选择靶点，这里也有很多的弊端，就是酵母表面展示技术在新药靶点上面的推广，目前我已经成功构建了肺癌和肝癌的酵母表达载体。所以也希望能与今天在座的各位临床专家合作，取得特别珍贵的标本，以及不同肿瘤的细胞类型，对一些新药进行筛选。还有我们实行个体化治疗，有一张宏伟的蓝图，就是对每个人作为个体来建立一个特殊的酵母表面展示的文库，针对个人进行个体化药物的筛选，真正体现肿瘤个体化治疗的闪光点，这也是我们今后研究的重点。

金天博：

我有以下五个方面的想法。首先，对于肿瘤研究来讲，在临床上是一个非常复杂的诊治过程，对于分子靶向治疗这种近年来新出现的治疗方法，临床医生必然会给予很大的期望。但用后并没有想象的那么好，现在包括有很多公司做得不规范，导致了比较乱的现象发生。怎么样看分子靶向的治疗，就像医院其他的检测报告单一样，包括一些辅助诊断，目前基于我的理解和经验，临床医生太依赖临床检验的报告单，包括 CT 也好，磁共振也好。经验方面，可能医生越年轻，这方面的经验会越少。这说明一个什么问题呢？实际上临床上，肿瘤也好，其他疾病也好，治疗结果的好坏在于医生而并不在于采用什么样的检测手段。药物进入人体之后主要是吸收、分布和代谢。这个过程很复杂，我们临床在用药的时候也要考虑到患者的具体情况，比如说他的年龄、身高、性别、体重以及营养状况等一系列的问题。分子靶向治疗的检测只是辅助的手段之一，对于用不用这种靶向治疗的检测，凭临床适应证和临床表现决定使用或不使用这个药物，我觉得在医生层面就应该对患者有一个筛选。整个个体化治疗检测的结果，最后疗效的好坏，决定因素从一线的医生就已经开始了。现在有的结果能不能用？我跟临床肿瘤科的主任聊天，他说，如果我们的肿瘤检测能够使 10% 的病人，甚至 5% 的病人因此而获益，那就是一个不错的效果了。目前肿瘤分子靶向研究并不规范，才刚刚开始，基于现有的结果，我觉得可以用。怎么用呢？我们首先拿到的病理标本，应该经过肿瘤科医生和病理科医生的阅片。其次就是病例选择的问题，因为每一个研究都对病例进行了严格的限制，临床医生选择对什么样的病例进行检测，我觉得这个过程又能够控制一部分。还有一个就是产品的问题，产品基于 NCCN 也好，或者是基于 *New England Journal of Medicine* 上的研究也好，不同的实验室采用不同的实验方法都是基于自己的仪器设备。对于我们来讲，我们可以用 massarray 的方法来做，还可以用 MSP 的方法来做甲基化检测。如果你不是基于原文的方法，得到的结果就很难与原文去对照。MSP 的方法报的是阳性还是阴性，massarray 的检测我们定量 10%、20%、30% 的甲基化，但是没有确定 20% 算阴性还是 30% 算阳性。所以说不同的实验室用不同的方法，最后结果会有很大的差异。还有就是天津做 mRNA 表达的产品比较多，同样一个样本上午做的结果跟下午做的结果，同样一个实验室 mRNA 的表达差异是很大的，所以存在一个稳定性的问题。我们要有一个标准化，方法和管理的标准化，也就是严格控制实验的质量。临床医生拿到这个报告以后，怎么理解这个报告，比如说突变的检测也好，或者其他的检测也好，即使有突变，它也存在百分比，因为我不认为 EGFR 进入机体以后只有一种药物对它起作用，还包括其他药物代谢的基因。最后，实际上对于结果的预测等，一定要结合个体的特征来进行预测。所以，我觉得这实际上是一个多学科、多科室联合的过程，包括我们选择病例的严格性，以及整个过程、方法以及标准，所有的这些都要遵循一个相对严格的标准，这样才能够提高预测的准确率。

再有，从分子靶向个体化治疗科研，我觉得路还很长。对于基因之间的相互作用，药物到体内之间，我觉得这个研究还只是刚刚开始。科技在发展，疾病也在发展，EGFR检测在全国范围内也用得比较多了。但是，我觉得临床用药后很快就产生一个耐药的突变，其实肿瘤细胞是很聪明的，我们很难根据突变的检测解决这个问题。肿瘤的治疗成果立足于生活的质量，而不是单纯延长两个月、三个月的时间。还有刚才各位提到的，在其他的人群中进行了相关的研究，在中国人群中进行验证，我觉得是有必要的。前期基于外国人群相关文献的检测也可以应用于临床方面，但是要清楚对欧美人群是什么样的作用，对于中国人群又是什么样的作用。检测试剂会影响基因的突变程度，还有在人群之中作用程度大小等影响，但我觉得至少它的功能是不变的。所以基于欧美的研究，个体化药的检测是可以展开的，但是基于我们中国人群的验证也是有必要的，它的作用在于后期的预测。我们的这个检测结果对于药物预后疗效评价预测的精确性，我觉得会起到一个很大的作用。

张　灏：

用赫赛汀2～3周后发生了突变，国外做的耐药，这是用什么标本做的？是用组织标本还是血标本？上午也提到异质性的问题，实际上是体细胞突变，这样我们取标本时需要用显微切割技术或特殊方法来做。

楼敬伟：

　　我以前是做白血病研究的，多种模型研究已经很清晰地证明，耐药的出现是对大量白血病（肿瘤）细胞筛选的结果，我想表达一个观点，前面提及的肿瘤细胞的"智慧"不是肿瘤细胞主动适应这个环境的变化，它是被动地选择出来的，并不是主动的。

张　伟：

　　既然检测的是分子，现在我们的技术这么敏感，如果扩增的话就是几百万倍的扩增。如果我们搞不清楚所提取的核酸来自什么细胞，这是很致命的问题。

金天博：

　　我们在检测之前先要把片子确定，然后再来检测。

张　伟：

　　光这个确定也是不够的。确认后只能诊断这块组织的细胞为肺腺癌，但咱们一般要求肿瘤细胞在这张芯片上必须要占到90%以上，如果比例低就要在显微切割的时候先把间质细胞切割掉，另外要避免选用有大量淋巴细胞增生或间质有血管细胞增生的组织，这样会得到体细胞。我们要根据我们的目的选用不同的组织，比如做HER2的基因扩增，因为检测的时候是在原位扩展，所以那个时候肿瘤细胞少一点。病理科医生去看肿瘤细胞里面有红色荧光，绿色荧光，但是你把核酸提出来扩增以后没有定位。

关芳霞：

　　我来自郑州大学现代生物工程学院，1999年毕业于山东医科大学临床医学头颈外科，毕业之后在美国从事博士后研究，在爱因斯坦研究院做了将近7年的研究工作，主要从事的是基于细胞模型上的高通量药物筛选，对于这个专题，我想谈一点个人的体会。当时我做的是基于一种儿童遗传病的研究，有一种功能蛋白缺陷叫做ATM，这个蛋白缺陷造成遗传病，是一系列的临床群基因组织的不稳定性，另外还有高发肿瘤。所以我们针对这个遗传病来进行药物筛选，为什么？它发病率相当低，药业公司也没有兴趣，我们提出来一种设计的策略，得到了美国NIH的资助。我们提出的策略：单基因缺陷的遗传病是一个非常好的模式，我们将现有药效相对明确的药物构建了一个药库，发现有一些药物对这个基因是可以上调的，有一些是下调的，还有一些是不变的。我们为什么选择这个疾病？因为我们知道肿瘤的治疗措施，像这种疾病就是放疗、化疗，但是这种疾病对于放疗特别敏感，稍微一接触射线就会引起皮肤坏死，在这种情况下我们就想找到能够恢复蛋白功能的药物。通过这个结果我们进行类似于小规模的药物筛选，我们后面又从事了其他的研究，对于这个蛋白有上调作用的剂量，我们发现对这个疾病有效。同时我们发现下调的，对治疗脑胶质瘤的疗效非常有限，预后也非常不好。这个蛋白的表达水平与放疗化疗的敏感性密切相关，我们就用我们筛选到的一组有下调作用的药物，看看能不能来提高脑胶质瘤对放射或者是化疗的敏感性。这就是我对于分子靶向策略的一些思考，旧药新用，安全性相对较好，药效相对明确，我们能否发现它新的治疗作用？

　　回国以后从事肿瘤生物治疗领域，同时对干细胞也进行了五六年的尝试。现在基于肿瘤干细胞的药物筛选，是不是在某种程度上也能说是靶向性的治疗？我们基于脑肿瘤，把现有的化疗药物做了一个体外的模型进行筛选。所以，我想提出这样的思考让同仁前辈们知道。再一个，肿瘤治疗是一个整体的观念,基于一个单一的基因或者是一个蛋白,能不能达到一个理想的效果,我想可能要思考。另外,从事这方面研究需要一个团队,这个团队是需要跨地域的国际合作,希望我们国内有一个跨学科、跨专业的团队领军人物来牵头,区域各方面的中心共同参与。我是一个相对年轻的科技工作者,从我的认知上有这样的几点认识,希望大家能够共同参与。在现有网络信息化的诊疗技术相对不完善的情况下,能不能提出来一种标准、规范?常常提到转化医学,每个领域都有自己的优势,将来能使这个病人受益,可能是一个相对漫长的过程,这需要很好的临床试验研究。

刘宏顾:

我在这里谈两个策略,一个思考。目前总体来看,肿瘤愈研究愈复杂,治疗结果很难令人满意,但深入研究是非常有必要的,很多方面取得了前所未有的成就。总体来说肿瘤牵涉细胞分化、细胞增殖、血管增生、复发转移等问题。一个策略就是,因为分子靶向治疗具有西医的性质,越来越细化,但指导思想应该是中医的综合的、整体的观念。另一个策略是,肿瘤也是随着生物的进化而进化的。因此,在某种意义上来说,探讨肿瘤分子靶向治疗药物,也应考虑到靶分子的分子进化问题,与此有一定的相关性。一个思考是,现在开发的分子靶向治疗的药物,需要分析其在肿瘤相关组织表达的情况,手段就是通过抑制它的表达看药物的效果。其中一个很重要的问题就是蛋白质本身降解的问题,这应当是一个很重要的问题。有三点需要重点考虑:其一,在泛素－蛋白酶体降解途径方面,硼替佐米(bortezomib,万珂)在临床治疗上已经取得了很好的效果,应考虑药物的联合应用;其二,自噬－溶酶体降解途径方面,也已经开发了一些靶向药物,但还有很大的开发空间;其三,两个蛋白质降解途径之间存在一定的关系,围绕这样的领域还有很多重要的分子可以做深入研究,有望开发出一些新的、具有前景的分子靶向治疗药物。

罗荣城：

我们临床医生在进行肿瘤个体化分子靶向治疗时，常常会考虑分子分型以外的问题，比如性价比的问题。但实际上性价比就是高效低毒，所以疗效是前提，除了 PET－CT 等分子影像检查之外，还要用分子生物学的检测手段检测 biomarker，寻找药物所相应的疗效预测指标和预后指标。biomarker 的检测为临床疗效评价提供依据，另外，更重要的是分子影像学是所有分子靶向治疗进行性价比评估很重要的进展。最近几年，很多分子靶向药物用药后，首先并未出现肿瘤的缩退，但你首先得到是 PET－CT 上的 SUV 值变化，甚至增强 CT 的 CT 值变化，或增强 MRI 的 MRI 值的变化。SUV 值或 CT 值、MRI 值在用药后能够明显下降是疗效很好的佐证。有的甚至在用药 24 小时后，SUV 值就已明显下降，所以，SUV 值等可以作为分子靶向治疗或放化疗很重要的、疗效评价指标。比方说，胃癌的某个化疗方案用药后两周进行 PET－CT 评价，对 SUV 值下降大于 30% 的患者，第二个化疗周期就可以继续使用，这样疗效就很有保证。但如果 SUV 值下降小于 30%，则必须考虑更换其他方案。又比如淋巴瘤、胃肠间质瘤等，用分子靶向治疗药后一个月或两个月后评价，SUV 值下降的患者最后就能换取生存优势。所以我们讲究疗效评价，一个是生存期要长，一个是生存质量要好，还有毒副反应要低，我们在关注疗效的同时也应该关注毒性。所以，我们在肿瘤生物治疗和分子靶向治疗疗效评估方面，新出现了一个临床总获益（DCR 率）的概念。以前使用放疗和化疗这些细胞杀伤的方法，评价疗效主要看肿瘤有没有全部消退或者部分消退，讲究的是无瘤生存，没有瘤才能生存。而现在更多地讲究带瘤生存，所以，免疫治疗和分子靶向治疗最后换取的是细胞控制，让患者真正获益和生存。今天大家都讲了很多，大家关注的就一个点，就是一定要让病人真正获益，所以我们要有一套非常科学的评估疗效和毒性的指标。我们讲究分子靶向治疗的策略，以及对未来发展的思考，我觉得大家不能忘记中国的国情，不能忘记中国的文化，更不能忘记中国人需要更高的性价比。

第五专题

肿瘤个体化分子靶向治疗领域相关伦理及治疗规范

罗荣城:

我觉得这个专题有两点问题,第一,高度关注多学科的综合诊疗以求得到更加规范化,更加标准化,更加国际化,让患者得到更高的利益。第二,我们要特别关注个体化医学尤其是分子靶向治疗,在整个科学研究尤其是临床试验中的伦理学问题。这两个关注是这个专题的重点,讲到多学科的综合诊疗,这是肿瘤学科发展的一个最最重要的原则。另外,还有几个亮点,第一个,我们要尽可能地用现代生物学和现代影像学的方法,了解肿瘤病人基因的多态性,导致了组织细胞的多态性,导致对各种已有的和新的治疗方法的高度复杂性,因为真正有效的治疗方法可能只针对某一部分有特殊基因特征、特殊临床特征的优势人群,而相当多的人只能在放疗、化疗,甚至是分子靶向治疗中当陪衬的角色。为了减少这种陪衬,使资源最大化,达到事半功倍、针对性强的效果,我们特别推崇在循证医学的大原则下面的个体化医学进程。可以说,分子生物学指导下的分子分型、分子诊断、分子靶向治疗,或者免疫治疗,或者多学科的综合治疗,是未来非常重要的一个模式。但在这个过程中会碰到大量的瓶颈问题。比如,在国家层面上有没有一个很好的政策引导,尤其在新药的报批、审批过程当中,能不能开通一条绿色通道,让中国在转化医学研究方面尽快缩短与发达国家的距离。我们欣喜地看到,在"十一五"和"十二五"规划中已经有部分经费的保证,当然这还远远不够,更多的是要吸引更多的大型公司来加入到整个转化医学研究中。所有新的标志物发现,新的基因发现,整个功能的定位,到临床诊疗价值的确定,都需要有多中心的、随机对照的临床试验研究,也就是循证医学的研究来加以证实。停留在细胞水平,停留在动物研究的水平,停留在外国人已有结论的水平恐怕都不适合或者说不完全适合。肺癌分型从简单地分为小细胞肺癌和非小细胞肺癌,到化疗要分为腺癌或非腺癌,鳞癌或非鳞癌,甚至用一些酶的标志物也可以指导化疗,用哪一类的化疗来指导更有效。还可以通过基因的检测尤其是一些突变的检测，来看看哪些基因的高表达跟分子靶向治疗、免疫治疗、化疗、放疗等有关系。这样一个针对性很强的模式，我们强调了循证医学尤其是个体化医学之间的依赖关系。过多地讲究个体化医学而忽略循证医学的证据，容易回到原来经验医学的老路上去。过多地讲循证医学而忽略个体化医学，我们又有很多的临床难题解决不了，我觉得谈多学科综合治疗有大量的困惑，这也让我们有更多思考的余地。

另外，关于伦理学问题，时下做动物实验都要讲动物伦理，做人的试验更是如此。尤其涉及分子遗传学、个人隐私、个人利益时，能不能保证在科学性的原则下来保证病人利益的最大化，保证病人的知情权受到保护？所以，我们在临床研究中特别重视伦理。我觉得我们讲伦理，首先应该是病人利益的最大化。应该是在保持科学性的原则下遵循知情同意，还有个人隐私的问题。如果说这个研究是由公司或者政府发起，那就问题不大，因为我们的 PI 单位都有中心伦理，各个分中心一定要有国家 GCP 资格，凡是有 GCP 资格的医院都应该有伦理委员会。如果我们中心伦理审查过了，而且整个研究方案也很符合中国人的现况，这样的研究方案不可能被某个单位的伦理委员会否定。这一般是不可能发生的，因为这种否定意义不大。最大的伦理学问题是我们研究者自发的研究，所在医院的伦理委员会把研究方案给否定了，但可能这个方案其实很符合科学原则和伦理原则。所以，我们就提出这样一个伦理学问题，即要给国家的药审机构提一个很好建议：各大临床中心研究者发起的临床研究，如果单位的伦理委员会要否定，必须呈报国家药监局接受审查，国家药监局就能够定期受理和定期复审。如果单位伦理委员会是错的，国家药监局就有权否定单位的结论。现在我们个体化医学研究中某些基因检测在各个单位开展其实非常困难，这已经超出了科学性和伦理的问题，更多是法律层面的问题。比方说，如果没有国家批文和合格的资质，你连发票都报销不了，那你又怎么收取检测费用？所以，包括病理科医生在内,所有开展肿瘤标志检测的单位都在张望等待。没有合格的试剂,没有准确的收费项目,如果你开展了就是一种犯法行为,这已经是一个法律问题而不是伦理学问题。所以,且不说所有在临床上进行的关于肿瘤标志检测包括收费符不符合伦理,起码这个在法律层面都不符合,所以希望国家能尽快在这方面开通某些绿色通道加以解决。

田小飞:

我曾经就读于华西医院,2006 年回到陕西省肿瘤医院妇瘤科,床位有100 多张,病人有 200 多人,我们有非常丰富的病理资料。于教授说他是带着耳朵来的,其实我是抱着学习请教的态度来的,因为我离开实验室已经好多年了,听好多老师讲分子生物学技术我都觉得很生疏,但我很想和大家一起做一些事情。

临床工作上经常会遇到一些问题,比如我干了 20 年的临床工作后,经常感到特别累,切了子宫,又做放疗、化疗,这个病人的纯受益是多少? 是不是所有的病人,比如宫颈癌病人,都必须按照这个模式来做呢? 都应该做淋巴结清扫吗? 没有一个个体化的指导,有时候病人问到我,我也很茫然。所以,我希望基础研究工作者在疾病的诊断上,在治疗方案的选择上能给我们一些提示,从分子或细胞更基础的方面。再举个例子,现在乳腺癌病人特别多,而卵巢癌则是一种死亡率特别高的恶性肿瘤,它的早期筛查是什么? 因为一般来医院求医的病人 75% 是晚期病人,75% 的病人都活不过 5 年。作为妇科医生,面对病人我会很内疚,我不知道该怎么办,我希望搞基础研究的老师能给我们提供一些早期筛查的研究。另外,我不得不说,我们病房70% 的病人都是宫颈癌,宫颈癌在陕西是个高发病,而且晚期的病人很多。2008 年的时候已经证实 HPV 和宫颈癌的发病有关,宫颈癌的三级预防做得非常好,所以我们每年有大量宫颈癌的筛查,也有很多筛查的标本,对宫颈癌筛查以后而早期诊断和治疗的效果非常好。对于其他的妇科病,比如卵巢癌,是否可以在筛查方面做一些工作?另外,有些病人术后复发了,而有些没复发,原因是什么?我没办法回答。希望在座的各位能做一些个体化的指导。

希望我们以后能加强合作,因为我真真切切地感到临床医生需要基础科研的支持,因为我们的目的是一样的,都是让我们的患者最终受益。

还有一个分子靶向治疗规范化的问题,比如我们在临床论证上对于靶向分子的筛查,都有一线方案、二线方案。在一线方案不好的情况下,我们可以做一些二线方案的选择。我觉得,如果有更多更好的选择,那对临床用药是非常有益的。如果靶标出来以后能够更细化一些,能把病人进行分层处理,疗效可能会更好一些。关于相关伦理学方面,我们最近在做一些关于卵巢癌生物治疗领域的研究,伦理方面我们是层层批,到目前还没有批下来,所以我们都非常难过。

南岩东:

我想从两个方面谈谈。

首先是关于肿瘤个体化分子靶向治疗临床规范化的问题。什么是个体化?我的研究方向是肺癌分子靶点的筛选,研究的感觉是两个字"困惑",就是基础研究和临床应用距离很遥远。因为肿瘤的异质性确实很明显,包括多起源学说在内,共同表达这样一个观点(即肿瘤的发生实际上是多因素、多基因、多途径、多调控的分子群事件),而现在仅仅通过几个或单个基因检测便认为肿瘤分子靶向治疗进入个体化时代,提法很吸引人,但恐怕为时尚早。从现在来看,分子靶向的个体化治疗仍是一个理想的时代。此外,肿瘤分子靶向治疗在一定程度上讲还存在着"乱象",一时间分子靶向治疗好像成了"流行语"或"时髦话"。研究者也罢,医生也罢,似乎不谈谈分子靶向就落后了；医院内与肿瘤相关的临床科室竞相开展所谓分子靶向基因的检测，否则就感觉落后了；在各种大大小小的肿瘤学术会议上，学者们纷纷报告自己在分子靶向治疗方面的新经验、新问题；在各种科研项目的申请中，肿瘤分子靶点的研究也成为热点。分子靶向药物主要依赖进口，价格昂贵，仅仅有少数患者能够用得起，大多数患者只能是望尘莫及，而这样高的定价到底有没有依据？分子靶向基因的检测缺乏标准化、没有统一的定价，在此情形下如何提供诊断报告？由谁提供？对报告者有无资质的要求？如何收费？分子靶向的治疗火爆的情形背后有没有利益的驱动？我认为，肿瘤的治疗应以多学科综合治疗为主，而靶向治疗仅仅是治疗的一个方面，现在需要做的事情就是在政府有关部门、行业协会、专家学者的共同努力下，尽快建立相关标准、制度、指南等。

其次是关于临床肿瘤标本收集的问题。我在读研究生的时候连续两年收集肺癌组织、血清、分泌物等标本，对肿瘤标本收集有很深刻的感受。标本收集过程是非常艰辛的，由于存在竞争，有些科室领导甚至明令禁止本科以外的人员收集标本。所以标本收集大多是私底下通过托熟人、找关系，别人给你帮忙了，或付点小费或写文章的时候挂个名之类的表示感谢。由于是别人提供的，很难达到研究的要求，标本采集不合格；标本的运输、存放、管理很难标准化，严重影响实验结果的可靠性；患者的知情同意书签署很难，伦理问题很突出。新鲜肿瘤标本对于研究肿瘤的重要性不言而喻。借此机会，呼吁医院领导、科室主任、专家学者共同关注这一问题，努力为肿瘤研究提供有价值的标本。

王西京：

关于靶向治疗的伦理和规范，大家都知道，临床医师现在遵循的一个原则就是美国NCCN指南，美国NCCN指南每年更新一次，每年更新的点都是莫名其妙的,确实大家都能感觉到。但是,遵照循证的过程,美国认为做了有证据就写进去,没做就不写。第二,美国人做的,是用美国的人种做的这些数据,而中国的人种到底和美国的人种基因表达是不是完全一致,可能还是一个未知数。因为当时易瑞沙治疗,在亚洲人和美国人做的治疗效果不一样的时候,最后在中国台湾、香港地区以及韩国跟中国内地的资料相符的情况下,他们才承认了中国人的资料跟美国人的资料不一样。所以,前面提到临床上治疗规范的时候,中国是不是要制定一个中国怎么去做肿瘤标志物检测的规范? 到底检测标准是什么? 比如乳腺癌,中国的乳腺癌和西方的乳腺癌不一样,中国乳腺癌患者是年轻人多,外国人是年龄大的人多,中国人的 ER 和 PR 阳性率低,外国人 ER 和 PR 阳性率高,这就是两个不同人群的区别。所以,我觉得中国要在这方面做一些工作。中国确实穷人多,因为临床上确实有些病人卖房、卖地,卖了以后打一针赫赛汀,能起到多大的作用? 有的医生给病人说你打一支算一支,这样的治疗规范是否能达到所需要的目的? 我曾经有一个病人得了乳腺癌,治疗以后效果非常好。但是听说有靶向治疗后直接来医院不做检查就打了一针,结果出现了肝转移。每年中国版的 NCCN 指南出来,都是沿用美国人的路线走的,中国人是不是完全符合? 我觉得这个问题需要进一步核实。

李　荣:

　　为什么个体化治疗到今天为止还为大家所怀疑呢? 其实很多是来自于我们检测技术的不规范。我们 EGFR mutation 的技术不断更新,做了那么多,最后的结果就是:第一,你能够在多少个正常组织当中检测到变异,哪一个是治疗有效的 cut off 值。我们没有标准,大家各做各的,没法比较。第二,我们做 k－ras 的突变也是这样的,也没有个标准,我们有很多生物资源库,有很多人群,但是总没有中国的声音,为什么呢? 是因为没有统一的标准，没有把大家的结果进行统一和共享，数据进行整合。我个人也是希望通过这样的一个会议，能够通过抗癌协会起草一个原则，大家按这样的原则去做。起草一些重要的标准，至少保证一些重要实验室采用同样的标准，得到的数据可以共享，拿出真正所谓的中国人的数据。

郭永军：

疗效观察的问题。对一个病人在做靶向治疗之前，取得了血标本，在经过一段治疗时间以后，我们希望通过一个病人治疗前后的蛋白表达水平的改变来判断疗效。我们再次提出 DNA 标本的标准化问题，因为现在用激光方法，即便抓到这个肿瘤细胞，但是来源不同，也就是异质性的问题，这些来源不同的细胞克隆出 1000 个细胞，那么在这里面如果过分强调这一点，很多东西是没法做的，所以我觉得我们应该找到一个很好的平衡点。

张　伟：

我们要检测的信息是来自于肿瘤细胞而不是体细胞，如果是基于肿瘤细胞，再考虑肿瘤细胞的异质性，可能它的信息在理解上有一定的异议。首先要弄清楚我们是检测肿瘤细胞上的分子信息，要强调得到的信息是准确的。2007 年在南昌由中华病理学会组织召开过一次肿瘤靶向治理的规范化的会议，主要是针对当时广泛开展的 Her－2 基因扩增的检测在全国出现了无法控制的局面，本来是基于病理组织形态学基础上的荧光原位杂交的检测，由很多非病理科的实验室在开展，出现了很多误判，所以在全国开了一次规范会。现在可喜的是，大家迈出了这艰难的一步，但是现在离建立一个完整的针对个人肿瘤分子靶向治疗的综合标准体系，我们还有很长的路要走。目前，针对肿瘤发生、发展各阶段包括易感基因预防、有些肿瘤标志物早期诊断、分子分型、预后、预警还有治疗靶点的标志物，中国人的数据还远远不够。另外通过什么方式能把这些数据整合起来并让它有权威性,从而在全国推广,再通过什么程序能让它合理合法地应用在临床上,同时还要有一个合理合法的收费标准,这个过程充满了坎坷,还有相当大的困难要去克服,但是我觉得这些都是能克服的。

罗荣城:

我想请教张伟教授几个问题:第一个问题,大家非常关注建立肿瘤标本库的问题,按照你的认识,对大型的综合医院或者肿瘤专科医院来说,标本库是建在病理科好,还是单独建比较好?第二个问题,SFDA对国际上公认的肿瘤标志物,已经在临床上不用怀疑,比如说肺癌EGFR mutation这个是大家公认的,这样我们通过临床的研究知道哪种检测的方法是最可靠的,制定一个国家标准,有这个标准以后我们卫生部在每个大城市建立一个中心,这方面不知道陕西西安地区有哪些成功经验可以让我们大家借鉴和分享?

张　伟:

罗教授的问题都是比较现实的,我们也经常和专家们讨论这些。组织标本库的建立主要是手术切除组织标本库的建立,按照医疗工作优先的原则,手术切除标本首要用途是病理诊断,病理诊断常规要求手术切除标本是必须完整地送检进行病理诊断,因为肿瘤异型性主要表现在不同区域具有不同特点,有些区域可能没有肿瘤,有些肿瘤可能是复合性的。我在德国留学,很多大学和医学中心也有这种大型的标本库,有些是针对专病的。这些大型标本库的建立应该是在病理科的参与下建成的,比如标本切下来之后在病理科按照病理取材规范,首先保证了病理诊断,之后再考虑标本库所需。对标本库的建设,我觉得我们有个误区,实际上,病理科按照中华医学会病理诊断常规要求,进行病理诊断之后剩余的石蜡包埋组织块是一个非常好的标本,它是经过验证的,我觉得组织标本库除了病理科石蜡包埋组织标本库之外,可以考虑再建一个新鲜组织标本库,这个标本库可以作为备用,用于蛋白质、RNA 的研究,同时还可以考虑采集血液标本建立血清标本库。但标本库的建立有一个关键问题要做好,这就是要有一个专门的小组来收集临床资料,进行随访。这样我们就避免向外国人说,这种病在中国的发病率很高,人口基数又大,有大量的病例、标本,但文章发表之后显示不出我们的实力。我们科里就在做分子遗传学肿瘤标志物的筛选工作。我在2009 年的时候发现一个日本人做了 12 例的宫颈癌,用 SNP 来筛里面的LOH,虽然病例少,但他们对患者的性别、年龄、家族背景、病史、临床的化验指标,肿瘤的大小、个数、性状,把指标用得淋漓尽致,这让病理科医生看了都惭愧,但我们科做的几十例就不行,我们的临床数据很少。这个标本库到底怎么样建得科学,建得完善? 邢教授之前也提到过肿瘤标本库建立的问题,我说这是一个科学的工作,做标本库就是为了做肿瘤标志物的筛选,将来应用于临床上的治疗让患者受益,而我们不应该为了做这样的工作而破坏现在的医疗常规。第二个问题就是 EGFR 测序的事情。我们科里最多用的是实时定量 PCR,我们也想尽可能的规范,我们用的是商品化的检测试剂盒,这在临床应用上变数很大,商品化的检测试剂盒有不同的档次,有检测不到二十几个位点的,它的漏检率就是 10% 以下,还有检测不到 8 个位点的,这样它的漏检率就是 30% 以上。

关芳霞:

任何生物医学的进步都是把双刃剑,用得好可以推动进步,用得不好就是误入歧途,背道而驰。但是要恪守生命伦理的原则,另外就是尊重公众的原则。对于肝细胞工程的转化医学出现的鱼龙混杂的局面,迫切需要一种相对规范的声音,通过会议的形式,通过合适渠道向上级反映。还有一些就是要想怎么样在国际上有我们自己的声音,我觉得确实需要有一些权威人士牵头,有一个大规模大样本的合作。是不是各位专家结合目前国外相对比较成熟的技术,选择一种肿瘤,提出一个比较可行的方案,制订相对非常严格的标准。当然,如何来看待这个问题,我觉得有两方面,一个是制约时间会比较长;另外,就是我们自身做得要尽可能科学化。做这个的费用到底应该由谁来出? 对一个不成熟的治疗方法,如果让病人自身承担费用,从道理上来讲,我也不知道这个费用怎么来出,但如果我们研究的用药合法,得到了政府的支持,能准入的、能注册的,争取到经费好说,如果费用不够我们怎么办? 我想请其他老师说一下。

陈锦飞:

有关肿瘤分子靶向药物治疗的规范,首先咱们心中要有数,不要过分夸大分子靶向药物治疗的疗效,除在有突变的病人当中取得很好的近期疗效以外,其实远期疗效跟化疗药物相比,很多 OS 都是差不多的。另外,像单克隆抗体的治疗疗效都是在化疗药物的基础上提高了一点,有些能够起到一定的疗效,两条生存曲线常常是靠得很近的,所以,尤其是临床医生,一定要清楚分子靶向药物用了以后可能的疗效提高的程度。还有一个,既然现在已经有了一些肿瘤分子标志物的检测,那我们就应该开展起来,不管现在的方法是不是成熟。中国是有很多的资源,但很多的资源都浪费了。所以当我去讲课的时候,我就提出来这么一个观念,如果每个医生手上有 200 个胃癌病人的手术样本、外周血的标本、完整的临床治疗、3~5 年以上的随访结果,有这些样本,够我们做一辈子的研究。我当时问在座的医生,你有吗?实际上是没有的。像罗院长这样的专家有条件可以做的,你如果不这样做是不行的。医院也可以去做,一个医院做不了我们就和其他医院合作,但首先自己要先做起来的。我有每年 1000 多个的外周血的病人,四年就 4000

多个;我有 120 个胃癌的癌组织、癌旁组织、癌旁正常组织的样本;我也有
130 多个胃肠道间质瘤石蜡组织的标本,5 年左右随访记录,后来又找了一
家三甲医院合作,现在已经有 240 多个胃肠道间质瘤 5 年左右的随访结果。
这就是说,收集标本要一点一点来。还有一点,医院里面如果有 1000 个胃
癌的病人,能把 200 个完整的标本留下来就可以了,这是我的一点小小的
体会。

郭永军:

　　上海市肿瘤医院是每个科都建设一个标本库,标本库是大于病理科的,
规定每一个病理标本都必须留存。他们的病理科只是标本库的一部分,只
是参与者,而且绝对不能受干扰,这样是比较完善的。

王　哲:

　　其实病理科不是阻碍,病理诊断如果做不出来,病人就得不到治疗。如
果研究者取走一部分肿瘤标本,实际上等标本送到病理科的时候,那个标本
已经不合格了。建立标本库有时候确实是非常困难的,需要多个科的合作,
例如鼻咽 NK/T 细胞淋巴瘤的研究,取材是耳鼻喉科,诊断是病理科,治疗
是血液科,三个科要紧密合作才行,所以建这个库非常困难。如果有院里支
持,各个科又支持那会很方便。

王西京:

　　建标本库有两个问题:一个是,咱们综合医院的院长相对于肿瘤专科医
院的院长,对这个问题的重视程度差很多,因为有很多科室,不只重视肿瘤
这一种疾病。第二,肿瘤标本库的石蜡标本建立容易,也容易保存,但是做
起来相对来说难度大一点,甚至有的做不出来。而我曾经也建立过新鲜标

本，最后一停电什么都没有了，所以最容易建立的是石蜡标本，这些临床医生在石蜡标本收集等方面的优越性最强，但是这个标本在存留的过程中，切的时候就可能不合格了。

王小燕：

之前我在南京医科大学的时候也一直在做标本库的工作，各位老师作为领导做标本库，而我们是作为一线的工作人员来收集标本。首先，做标本库的工作量确实非常繁重，我们一般是两个人值班一个星期，当然我觉得对标本库最重要的是标本的规范制作和保存。我们的标本库就比较复杂，需要正常组织、癌组织，如果有淋巴结的话用淋巴结，没有就不需要了，另外还有外周血和骨髓。我不知道大家的标本库是怎么建立的，如果你直接把血标本留下来意义也不是很大，所以我们采用外周血和骨髓的单个核细胞抽提的过程，抽提后即刻保存，外周血最好在 4 个小时之内就要抽提，骨髓细胞最好在 2 个小时之内就要抽提单个核细胞。癌组织的降解和蛋白质变性的过程非常快，最好及时切碎了放在液氮罐里保存。需要病理科给我们一个指示，就是在乳腺里癌旁组织怎么确定，现在标准太多而且可能各个医院都有各个医院的标准，这个标准做出来后能不能做荟萃分析，能不能最终成为一类证据，我认为目前这个东西确实有待商榷。另外，如果有更加专业的人员能够持续做这个工作，如果有统一规范的人员去做这件事情，效果会好很多。

南岩东：

收集标本的过程是非常艰辛的。我收集癌组织、癌旁组织和淋巴结，收了半年现在也没办法开展，就等这个标本，但天天收，天天收不够。

会议总结

陈志南：

本期沙龙我们关注了"肿瘤个体化细胞及分子靶向治疗的前景和挑战"，所谓沙龙肯定是自由发言。肿瘤的问题相当重要，在座的都是在第一线从事肿瘤的防治。肿瘤的形势非常严峻，肿瘤患者在全球已经到了2000万，全国已经达到了200多万，死亡人数也逼近200万。肿瘤的发病原因现在越来越没有规律性了，我们的队伍包括两种人，一种是从事基础研究的专家，一种是从事临床工作的专家，包括我们全球的肿瘤生物学家和肿瘤治疗学家，都共同奋斗了将近15年。从20世纪90年代开始，在对肿瘤病因和发病机制的研究方面，几乎没有什么太多的进展。但是最近这10年来在肿瘤的治疗方面有了一些新的手段。现在肿瘤不再像15年前那么可怕，那时候肿瘤就像一只老虎，非常可怕，望"癌"生畏。但是肿瘤确实也有它的规律，这些年来，尽管我们在肿瘤的防治方面有了一些新的手段，但是总的来讲，肿瘤的发病率没有因此而下降，还是在持续地攀升。

最重要的问题，从病因学上来讲，肿瘤是越来越复杂，越来越没有规律性的。现如今我们新的手段，或者是卫生保健的建设方面能力加强，医院的增多，肿瘤科的出现与普及，肿瘤生物学家或者肿瘤临床学家的数量增多等，并没能使肿瘤患病率下降，肿瘤患者还是在缓慢持续升高。如果把心脑疾病两个分开，肿瘤就是第一位的死亡率。当然如果和心脑血管加在一起，它还是第二位的。我们国家高发肿瘤包括，肺癌、肝癌、胃癌、食管癌、乳腺癌、宫颈癌、鼻咽癌、大肠癌。现在除了这八大肿瘤以外，最近又有一些癌症，比方说男性的前列腺癌，还有脑部的肿瘤，这几年都呈上升趋势。以前肾癌比较少，现在肾癌也逐渐增多，这可能和我们的环境，还有周围的辐射，包括现在用手机有关系，虽然还没有证实脑瘤跟使用手机有关，但是我们也不能忽视这些环境因素。现在肝炎控制下来了，但是为什么肝癌没有控制下来？这个值得深思。这些年来经过疫苗的防治，乙肝、丙肝患病率降下来了,但是肝癌的患病率也没有因此而下来,证明导致肝癌的还有另外一些因素,跟我们的卫生食品安全也有关系。我们感到研究越来越复杂,但是无论怎么说,从治疗学的角度来讲,肿瘤治疗还是有很好的进展的,肿瘤病人的生存期提高了,我们的治疗手段增加了。

从一个层面来说,我们目前还只能是早诊早治,起码生存率会提高,死亡率会下降。我们今天在座的专家大多是以国家医疗体系为主的骨干医生和肿瘤生物学家。还有一些人也是积极地跟癌症作斗争,一些经验的偏方还是有点作用,但是,我们都是经过正规的医学体系训练过来的,知道对肿瘤的这种严峻性来说,绝对不是一两副药就能下去的。

4P 医学,即预测医学、预防医学、个体化医学和参与医学是 21 世纪以来医学理念的转变。我们不再是有病才去看医生,应该经常性地保持健康状态,注意亚健康,所以预测预防是很重要的。肿瘤的防治应该是有四节预防,预防方面有十几种,治疗方法就更多了,早期治疗、中期治疗、晚期治疗,我们平时的生活方式要注意,在日常生活中少喝酒、少抽烟、少熬夜,机理性的改变也会诱发癌症。另外,我们可以服用一些药物来防治肿瘤,可以尽早除掉一些良性的肿瘤,这些都属于肿瘤的预防。在我们治疗时肿瘤已经癌变了,所以早期的治疗是相当重要的。临床肿瘤通常分为四期,到三期以后就非常晚了,治疗就困难了,越早治疗越好。另外,在治疗手段上面有预测预防,今天我看到还有个体化治疗,如我们开发的新药像赫赛汀,只有对25%的人是阳性的,就要在治疗以前查一查,所以,随着这种个体化治疗越来越普遍,我们中国的药监系统也慢慢开始关注个体化治疗药物了。

参与医学非常重要。奥巴马曾说让美国80%~90%的人都要有良好的医疗,但这需要 8000 多万亿美元,美国的医改没有进行下去,据报道现在美国还有1/4 的人得不到高效医疗。中国的医改现在是举世瞩目。现在社区医疗就存在一个严重的问题,缺乏人才,我们需要培养一些全科医生放在社区医院。今后这样的沙龙可能我们还要进行多次,我们基础和临床的专家共同来为攻克人类的重大疾病——癌症作出贡献,我想今天的这个沙龙也起到了一点小小的作用。

专家简介

陈志南

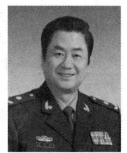

　　教授,博士生导师,中国工程院院士,肿瘤细胞生物学与生物技术药物专家。第四军医大学细胞工程研究中心、细胞生物学国家重点学科主任。长期从事抗体靶向药物的研究工作,先后承担国家自然科学基金重点项目2项,"863"计划重点、重大项目2项,"973"计划专项、前期研究专项以及首席科学家项目3项,"重大新药创制"国家重大科技专项3项。于2005年获得国家生物制品一类新药证书,2007年成功上市了我国自主研发的新靶点肝癌靶向药物:"碘(^{131}I)美妥昔单抗注射液"——"利卡汀"。同时获得一批具有自主知识产权的单抗,并克隆了HAb18单抗轻、重链可变区基因,构建了系列人源化工程抗体;与其配套的分子分型诊断试剂——HAb18G/CD147分子免疫组化诊断试剂盒已获得生产批文。先后被评为国家"863"计划十五周年先进个人、全国高等院校优秀骨干教师、军队院校育才奖金奖、解放军总后勤部科技金星、解放军杰出专业技术人才奖、全国优秀科技工作者。先后获国家发明专利授权19项,PCT国际专利(德国、美国)授权2项,发表各类论文200余篇(SCI收录74篇),主编专著6部,获国家科技进步奖二等奖1项、省部级科技一等奖6项。

罗荣城

　　教授,主任医师,博士生导师。南方医科大学南方医院副院长兼肿瘤中心主任。主要从事临床肿瘤学医、教、研工作,在肿瘤生物治疗、化疗、中西医结合治疗和微创治疗等方面有较深造诣,是我国肿瘤生物治疗、多学科综合治疗和循证医学模式的积极倡导者和践行者。主要科研方向是肿瘤分子诊断和分子靶向治疗。先后主持"973"计划课题(分题),"863"计划课题(分题),"十五"攻关课题,卫生部"十一五"(2 项)和"十二五"攻关课题,国家自然科学基金课题,广东省自然科学基金重点项目等各项课题 20 多项,还主持和参加了 20 多项国际/国内抗肿瘤药物多中心临床试验研究项目。先后在国内外刊物上发表学术论文 150 余篇,出版著作 12 部。

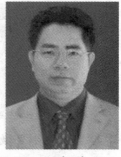

陈 超

博士研究生学历,教授,博士生导师。西北大学副校长,主要从事功能基因组学及微检测领域的研究工作。科研项目:"十五""863"计划"功能基因组与生物芯片"重大专项,"用于药物筛选疾病诊断和食品安全检测的系列生物芯片产业化技术和集成体系的研究","生物芯片SARS 检测系统";"973"计划"人肝脏高通量糖生物芯片的开发研究及糖结合蛋白的分离和富集技术的开发";中小企业创新基金项目"高覆盖率寡核苷酸芯片";陕西省教育厅产业化项目"感染诊断细胞芯片"等。

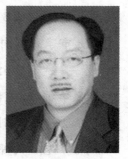

孙志伟

军事医学科学院生物工程研究所蛋白质工程研究室主任。主要从事生物药物的研发工作,建立了先进的人抗体制备技术平台及新型疫苗研发技术平台,基于上述平台研发多个原创性治疗性抗体及疫苗。

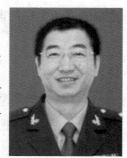

邢金良

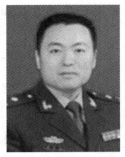

教授,博士生导师。第四军医大学基础部细胞生物学教研室副主任。主要从事肿瘤分子流行病学和肿瘤基因组学以及肿瘤免疫治疗学研究。共承担或参加国家各类课题 11 项。发表国内外文章 40 余篇(SCI 收录 21 篇),其中以第一作者和通讯作者在本专业国际和国内杂志发表学术论文 17 篇(SCI 收录 9 篇),单篇最高影响因子 15.68。受权和申报国内及国际专利 5 项。2005 年获国家科技进步奖二等奖 1 项(第四获奖人),"十五"全军后勤重大科技成果奖 1 项(第四获奖人)。

宋张骏

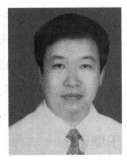

医学博士,副主任医师。陕西省肿瘤医院乳腺科主任。负责乳腺病区工作。主攻乳腺疾病早期诊断、手术及综合治疗,主持承担省科技厅及省卫生厅乳腺癌科研基金各 1 项,参与 3 项。

黄灿华

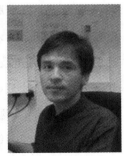

四川大学生物治疗国家重点实验室教授,博士生导师。主要研究方向:系统生物学筛选药物靶标。作为课题负责人先后承担"863"计划与"973"计划课题,卫生部新药创制重大专项和国家自然科学基金(面上项目 3 项)等课题。回国以来以通讯作者在 Molecular and Cellular. Proteomics、Autophagy、JBC 等学术刊物上发表 SCI 论文 30 余篇,其中影响因子大于 5 的论文 15 篇。受邀请在 Mass Spectrom Rev,

Expert Rev Proteomics 等学术刊物上发表多篇关于系统生物学前沿综述,并被聘为客座主编出版一期 Comb Chem High Throughput Screen(2012)。

沈 斌

副研究员。成都华神生物技术有限责任公司副总经理。专业特长为生物技术药物研发,临床研究方案设计、组织。作为主研人员参加了国家一类新药"重组滴眼用重组人表皮生长因子"产业化示范工程、国家一类新药"碘(^{131}I)美妥昔单抗注射液"产业化示范工程项目。负责国家一类新药"重组滴眼用重组人表皮生长因子"中试及生产工艺建立,碘(^{131}I)美妥昔单抗注射液(利卡汀)用于原发性肝细胞肝癌临床研究、中试及生产工艺建立等工作,在生物技术产品 – 重组细胞因子药物及抗体药物的临床研究方案设计及组织实施、中试及生产工艺建立、GMP 体系建立、生产组织、市场销售方面具有较好经验,已成功组织"利卡汀联合 TACE 治疗原发性肝癌Ⅳ期临床研究",并完成临床研究总结报告。

于继云

硕士研究生导师,副研究员。军事医学科学院基础医学研究所基础所转化医学研究室主任。多年来主要从事恶性肿瘤、乙型肝炎等重大恶性、慢性疾病治疗性基因疫苗研究和开发,以及自身免疫性疾病基因治疗研究,同时对重大疾病开展干细胞治疗和免疫细胞治疗研究。负责多项"863"计划、国家重大专项、国家自然科学基金、总后面上项目等课题研究。共承担或参加各类课题 12 项,获课题经费资助共1000 余万元。2010 年通过与企业合作,创立了"生物治疗技术医学转化研究中心",完成了整体万级、局部百级的 GMP 实验室建设,可满足生物治疗

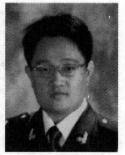

技术医学转化项目的创新开发实验研究以及在 GMP 条件下进行生物药物中试研究需求。参加编写学术专著 4 部。近年申报国家发明专利 9 项,其中 3 项已获得授权。发表国内外学术论文 50 余篇。2009 年获中国人民解放军总后勤部特殊津贴。

张洪新

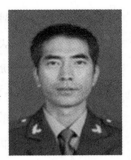

硕士生导师,医学博士,副教授。第四军医大学附属唐都医院介入放射科主任。1992 年开始从事介入放射学工作,长期从事全身各部位良恶性肿瘤、血管疾病(狭窄、闭塞、扩张、破裂大出血、血栓形成等)、腔道狭窄、颈腰椎间盘突出等血管、非血管疾病的介入诊断和微创治疗工作,已累计完成各种介入诊疗病例 15000 余例。为全国十余省、自治区、直辖市,特别是西部地区培养介入放射专门人才 100 多人。获得全军、陕西省、第四军医大学及唐都医院科研课题 5 项。发表论文 40 余篇。

刘培军

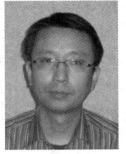

博士,研究员,博士生导师。主要从事基因组不稳定与肿瘤的关系及能量代谢紊乱与肿瘤的关系研究,其间对细胞周期 DNA 复制因子与基因组不稳定的关系进行了深入探讨,并对新发现的细胞外基质蛋白 SMOC2 的功能做了先驱性研究。近年来已在 Circulation,JBC,MBC,Gene,Cell Cycle 等杂志发表文章 7 篇,其中以第一作者发表文章 4 篇。近期归国后,从事肿瘤生物学的实验研究及临床研究。目前主持教育部新世纪优秀人才支持计划项目 1 项、国家自然科学基金 1 项、陕西省科技攻关项目1项、西安交通大学基本科研业务费1项、西安交通大学医学创新项目1项、西安交通大学医学院第一附属医院引进人才支持经费项目1项。

郭永军

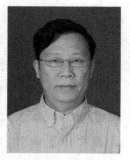

医学博士,教授。河南省医学科学院副院长,河南省肿瘤研究院名誉副院长,郑州大学附属肿瘤医院基础研究所所长。主要从事肿瘤易感基因ODC的研究。成果有:建立了一系列肿瘤易感基因ODC及其相关基因的转基因动物模型,如可诱导性表达的ODC转基因动物模型,SSAT酶转基因动物模型,ODC基因敲除小鼠模型;深入研究了ODC基因作为人类恶性肿瘤的遗传学标记物,ODC遗传背景下的肿瘤早期化学干预,并探索了ODC和肿瘤个性化治疗的可能性;提出了一种新型"多胺饥饿疗法",并利用已经建立的转基因鼠和基因敲除模型进行抗肿瘤药物筛选,以期为未来的肿瘤治疗提出一种新型有效的药物。此外,对ODC多态性和肿瘤易感性的深入研究,为未来高危人群的筛选和基因类型指导下的肿瘤个性化预防和治疗提供一种理论依据。先后在PNAS, Cancer Res, Carcinogenesis等发表论文30余篇,参与编写专著2部。获美国专利2项。曾获中国医学科学院科技进步奖一等奖,福建省科技进步奖二等奖,中国医学科学院青年科学基金,美国肿瘤研究协会青年科学基金。

何显力

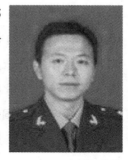

医学博士,硕士生导师,副教授,副主任医师。唐都医院普通外科副主任。主要从事胃肠、甲状腺、乳腺外科临床及相关基础研究工作。擅长胃癌、结肠癌、直肠癌、乳腺癌规范化手术及综合治疗,以及外科营养支持、复杂肠瘘、急性重症胰腺炎等危重症治疗。在腹腔镜结直肠癌根治术、低位直肠癌保留肛门手术等方面具有丰富的经验。

黄启超

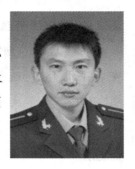

在读博士研究生。现于第四军医大学细胞工程研究中心/细胞生物学教研室攻读博士学位,导师邢金良教授,研究方向为肿瘤基因组。参与国家自然科学基金项目2项,军队课题1项。发表学术论文3篇。

楼敬伟

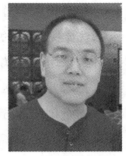

医学博士。上海张江转化医学研发中心总经理。师从我国著名血液病学和内科学专家王学文、孟沛霖和王健民教授从事血液病的临床和基础研究,2005年至2008年在美国City of Hope国家医学中心从事造血干细胞移植治疗血液系统肿瘤的基础和临床研究,在Journal of Immunology、Blood等期刊上发表了多篇学术论文。回国后,与来自全球著名制药和诊断企业的技术精英一起落户国家生物医药产业基地上海张江高科技园区,先后创建了上海宝藤生物医药科技有限公司和上海张江转化医学研发中心,从事临床分子诊断、诊断试剂的转化研究和产业化。目前中心已经与多位国内外一流专家建立了研发合作，引进了包括"国家千人计划"科学家郁华教授等在内的国际一流科学家团队，建立了与超过150家三甲医院的分子诊断合作医院网络，与国内各著名高校、研究所和医院的科学家联合进行分子诊断领域的转化医学产业化研究，推动基础研究成果的迅速产业化。中心先后承担了多个上海市基础研究重大项目、"863"重大攻关项目和国家科技支撑计划等科研项目的部分工作。

段建锋

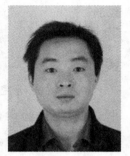

硕士，医生。毕业后工作于西安交通大学医学院附属汉中三二〇一医院普外科，主要从事肝胆及胃肠系统疾病的临床及科研工作。两年来先后在国家级核心期刊发表论文4篇，获得陕西省卫生厅科研基金项目资助1项，汉中市科学技术进步奖1项。

史皆然

副教授，硕士生导师，主任医师。第四军医大学西京医院呼吸内科副主任。从事临床工作20余年，以肺癌个体化治疗、哮喘、慢性阻塞性肺病等呼吸系统常见疾病的诊断和治疗为专长，擅长支气管镜检查及镜下治疗。主要科研方向为哮喘发病机理和防治研究。临床科研方向分子靶标指导下的个体化治疗。在医院助推计划的资助下，建立分子靶标基因检测实验室，指导肺癌个体化治疗。先后主持3项国家级科研课题，参加包括国家重大专项课题在内的7项国家级课题，发表学术论文40余篇，曾多次在国内、国际学术会议上报告研究工作。

刘宏颁

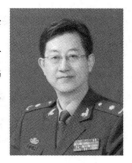

博士,副教授。现就职于第四军医大学细胞生物学教研室。先后从事细胞生物学教学科研和科研管理工作。目前主要研究领域为细胞骨架与蛋白质翻译后修饰与降解。参加过国家"863"课题"转基因动物克隆体系的构建及应用"等国家级课题的研究工作。参编专著2部,发表各类论文30余篇。

刘宝瑞

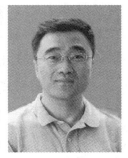

教授,博士生导师。南京大学医学院附属鼓楼医院肿瘤中心主任,南京大学临床肿瘤研究所所长。先后负责国家自然科学基金项目6项,获国家发明专利7项,各种科技奖励11项,主编临床肿瘤专著3部,近5年发表SCI论文40篇,中文统计源论文230余篇。在他的带领下,鼓楼医院肿瘤中心临床医疗规范,诊疗特色鲜明,尤其是系统开展的肿瘤个体化治疗为提高肿瘤化疗效果提供了科学的依据,推动了个体化治疗理念在江苏和全国肿瘤界的传播。先后被评为南京市和江苏省有突出贡献中青年专家、南京市第十届科技功臣、江苏省医学重点人才、全国医药卫生系统先进个人,享受国务院特贴。

王西京

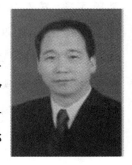

主任医师,教授。西安交通大学医学院第二附属医院肿瘤病院常务副院长。主要从事乳腺肿瘤和消化道肿瘤的诊断与治疗。主持国家自然科学基金1项,吴阶平医学基金、陕西省科技攻关项目各2项,主要参与省、部级课题20余项。以第一完成人获陕西省高校科技进步奖二等奖3项,陕西省政府科技进步奖三等奖2项,发表论文120余篇,参编专著5部。

陈锦飞

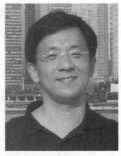

博士,主任医师。南京医科大学附属南京第一医院(南京市第一医院)肿瘤内科主任。南京医科大学和东南大学研究生导师,国家级博士后工作站导师。2005～2007年在德国乌尔姆大学血液/肿瘤科(综合肿瘤科)从事肿瘤分子生物学和分子免疫学研究。近年来主持国家自然科学基金、江苏省自然科学基金、江苏省卫生厅科研课题、南京市科技计划项目、南京市医学重点科研课题等多项科研项目,在肿瘤遗传易感性及其机制研究、肿瘤发生发展的表观遗传机制等方面进行了较为系统的研究。近五年来发表SCI收录论文20篇(其中第一作者和通讯作者11篇)。

王 岭

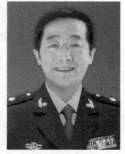

教授,研究生导师,主任医师。第四军医大学西京医院血管内分泌外科主任,外科学教研室副主任。主要从事乳腺癌的临床诊治及基础研究工作。承担国家级科研课题5项,发表医疗、教学研究论文150余篇(其中第一作者或通讯作者20余篇,SCI收录11篇),曾获陕西省医疗科技进步奖一、二等奖。完成国家教育部和院校教学基金支持项目3项,发表教学论文17篇,获第四军医大学"十佳教师"荣誉称号和军队教学"银星"称号。

王 哲

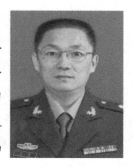

教授，博士生导师。第四军医大学病理学与病理生理学教研室副主任。主要从事肿瘤病理诊断和研究工作，擅长淋巴造血组织肿瘤和软组织肿瘤病理，淋巴瘤的发病机理研究。获得4项国家自然科学基金的资助，发表SCI论文20余篇，主编专著1部，主译专著1部，参编4部。

李 荣

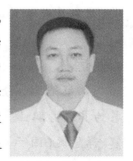

医学博士。现工作于南方医科大学南方肿瘤中心。主要从事乳腺疾病的诊疗工作，擅长于乳腺癌的综合治疗，特别是对乳腺癌的化疗、内分泌治疗、分子靶向治疗和生物治疗等方面拥有丰富的经验，积极倡导循证医学指导下的个体化治疗模式。参加了"973"计划项目、国家"十五"攻关课题、国家自然科学基金、广东省自然科学基金重点项目、广东省科技计划重点项目等一系列国家及省部级研究项目。作为课题负责人承担了广东省自然科学基金、中国博士后科学基金、广东省医学科研基金等多项研究课题。参与编写专著3本，并担任《肿瘤生物治疗学》副主编。在国内外杂志发表论著20余篇（其中SIC收录3篇）。

张 伟

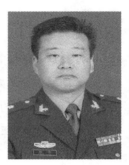

博士，教授，博士生导师，主任医师。第四军医大学唐都医院病理科主任、亥姆霍兹中德癌症研究国际合作实验室主任。留学德国期间，在德国癌症研究中心病毒与宿主相互关系分部从事血清HBV转录体检测的合作研究,在国际上首先建立了血清 HBV 转录体检测技术。现作为课题负责人承担国家"973"分课题、国家重大科技专项子课题、军队"11.5"攻关课题、亥姆霍兹国际合作基金课题各 1 项,参与承担陕西省科技攻关课题 1 项;作为课题负责人完成国家自然科学基金、德国癌症研究基金资助课题和陕西省科技攻关课题各 1 项;曾参与承担国家自然科学基金课题 1 项、陕西省科技攻关课题 2 项;获军队医疗成果奖二等奖 1 项、陕西省科技进步奖二等奖 1 项、军队科技进步奖三等奖 2 项和军队医疗成果奖三等奖 1 项;副主编专著 3 部;共发表科研论文 143 篇(其中国际英文刊物 27 篇,SCI 收录 25 篇),其中以第一作者或通讯作者发表论文 71 篇。2009 年获军队院校育才奖银奖,因工作成绩突出,荣立三等功 2 次。

释慧远

从事植物小分子研究近 30 年,现以劝导众生弃恶扬善为其终身职业。现任香港生物小分子实验室首席科学家、释慧远(国际)生命科学基金会执行会长。研究植物小分子微血管渗透及跨膜运送与对癌症治疗作用 20 余年,对癌症治疗探索可能有少许心得及启发。曾修读中医药专业,后修习生物学课程,亦得美籍华人牛满江教授指导遗传发育学。

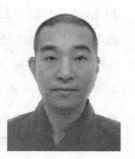

田小飞

副主任医师,科副主任,妇科肿瘤博士。从事妇科临床工作 10 余年,对妇科多发病、常见病、妇科肿瘤,内膜异位症等诊治有较丰富的经验。擅长妇科肿瘤疑难病的诊治及妇科常见病的综合性和规范性治疗。参与国家自然科学基金科研课题 1 项,发表专业论文 10 余篇。

何明亮

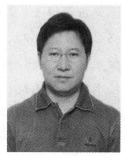

　　教授。目前从事的研究工作包括传染病和癌症的分子机制的研究,抗病毒与癌症的药物开发的研究,基因治疗以及干细胞及抗衰老的研究。主持的科研项目包括:香港研究资助局资助的癌症研究 2 项,新发现的高致癌性乙肝病毒亚型的致癌机理研究 1 项;香港食物卫生局资助的抗 SARS 药物研究 1 项,丙肝病毒与艾滋病病毒共感染对 CD4 和 CD8 细胞的基因表达谱的影响 1 项,委托研究流感病毒的变异与季节变化的关系 2 项,委托研究人肠病毒 71 的致病机理及抗病毒药物研究 3 项;艾滋病基金会资助的病毒适应性研究 1 项,抗艾滋病病毒新药研究 1 项;香港创新科技署资助的抗乙肝病毒的基因治疗研究 1 项,抗癌基因治疗研究 1 项,开发抗癌多肽研究 1 项;上海市科技局资助的乙肝动物模型研究 1 项;以及深圳市科技局资助的研究抗 EV71 的超级干扰素 1 项,共计 17 项。在国际及国内顶尖和著名杂志发表研究论文 96 篇(其中 SCI 收录 90 篇)。已获得及申报美国专利 6 个,中国专利 2 个,研究出多种抗 SARS 药物。

董红霖

　　博士,副教授,硕士生导师,副主任医师。山西医科大学第二医院普外科教研室副主任。发表论文 10 余篇,参编沈倍奋院士和陈志南院士主编的《重组抗体》。目前已获 1 项院博士启动基金、省科技厅、省教育厅、太原市科技局等 5 项省市级课题资金资助,获山西省科技进步奖二等奖 1 项,参与 2 项"863"计划子课题的研究。

王　珺

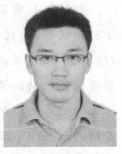

医学博士。2010 年加入北京贝瑞和康生物技术有限公司任研发总监,负责开发基于新一代测序技术的无创性染色体非整倍体产前检测技术。在浙江加州国际纳米技术研究员系统生物学平台,利用液质联用、新一代高通量测序平台寻找肿瘤生物标志物,成功开发肿瘤标志物和药物治疗靶点,是国内率先应用高通量测序平台进行临床医学研究专家之一。作为主要成员参与过多个"863"、科技部国际科技合作项目。

万亚坤

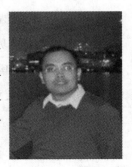

副教授,硕士生导师。研究方向:细胞核孔复合体调控亚端粒区域基因沉默的分子机制研究;核小体重组在细胞衰老中的表观遗传机制;基于酵母模式生物研究发育相关疾病基因的功能。近年来,在国际高水平 SCI 收录英文期刊上发表论文 15 篇(其中第一作者和通讯作者8 篇)。2010 年获得国家自然基金面上项目的资助。

金天博

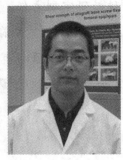

法医学博士。西北大学国家微检测系统工程技术研究中心主任助理,陕西北美基因股份有限公司市场总监兼基因检测中心主任,陕西北美法医司法鉴定所所长。目前主要从事药物基因组学群体差异研究、疾病基因关联分析研究及个体化用药基因检测产品的开发工作。多年来从事法医学及医学相关领域的教学与研究工作,主持参加国家及省部级课题 10 余项,包括主持"863"计划"常见重大疾病全基因组关联分析和药物基因组学研究"子项目"开发和完善药物基因组学研究综合技术系统"1 项,主持博士后基因特别资助项目"中国主要民族药物基因组学相关基因遗传差异研究"1 项,主持博士后基金面上项目"中国汉族、藏族细胞色素酶(CYP450)基因遗传差异研究"1 项,主持陕西省科技技术攻关项目"人群遗传信息普查"1 项。发表论文 30 余篇。

张　灏

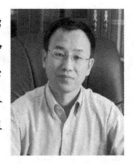

博士,教授,博士生导师。汕头大学医学院附属肿瘤医院副院长,肿瘤标本资源库管理委员会主任,国家抗肿瘤药物试验基地负责人,汕头大学医学院肿瘤研究中心主任。研究方向:肿瘤分子标志物转化研究和肿瘤个体化治疗;炎症、代谢和肿瘤之间的相互作用和机制;癌症转移和肿瘤干细胞的调节机制。

南岩东

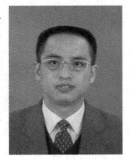

硕士研究生学历。现任第四军医大学唐都医院呼吸内科主治医师。正在主持国家自然科学基金 1 项、第四军医大学优秀文职人员基金 1 项、第四军医大学唐都医院后备人才资助基金 1 项;正在参与国家自然科学基金 1 项、陕西省卫生厅科学研究基金 1 项。参与已结题国家级、教育部、陕西省科研项目 4 项。

部分媒体报道

你知道"分子靶向治疗"吗？

胡其峰

众所周知,肿瘤是严重危害人类健康的常见病和多发病。在我国,35岁至60岁年龄段中,肿瘤居死因第一位。传统的治疗包括手术、放疗、化疗等方法。然而,这些方法在临床应用中的疗效有限。近年来,随着分子生物学技术的开展以及从细胞受体与增殖调控的分子水平对肿瘤发病机制认识的深入,以细胞受体、关键基因和调控分子为靶点的治疗开始进入临床,人们称之为"分子靶向治疗"。今天,分子靶向治疗已凭其特异性、针对性和有效性较强,患者耐受性较好,而毒副反应相对较低等特点,在肿瘤治疗中取得很大成功,逐步成为目前国际和国内肿瘤治疗领域的热点。

随着对肿瘤本质认识的逐步深入,肿瘤异质性问题成为临床医务工作者和科研人员的最大困扰。无论传统治疗方法、还是细胞及分子靶向治疗等新的肿瘤防治策略,都面临着如何准确选择合适的治疗对象、最大限度地提高治疗效果的挑战。世界卫生组织指出,21世纪临床医学将从传统的粗放式医疗模式向个体化医疗模式发展。第45届美国临床肿瘤学会(ASCO)学术年会的主题就是"使肿瘤医疗实现个体化",个体化医疗已成为肿瘤治疗的新理念。

近日,由中国抗癌协会承办的中国科协新观点新学说学术沙龙在西安第四军医大学举行,专家们围绕肿瘤分子靶向治疗的基础研究与临床应用、肿瘤分子靶向治疗的循证医学、肿瘤个体化医学面临的机遇与挑战、实现肿瘤个体化分子靶向治疗的策略与思考等议题,展开了充分的思维交锋。

专家认为,进入21世纪以来,肿瘤分子靶向治疗已取得长足进步,使过去很多不能治疗的肿瘤得到了有效控制。分子靶向治疗能够延长癌症患者生存期,改善患者的生活质量,向人类战胜癌症迈出了一大步。但是,该领域仍有很多问题有待探讨和解决。

首先,应确定合适的评价体系和评估手段。分子靶向药物是细胞稳定剂,多数患者并不能达到完全或部分缓解,而是病情稳定和生活质量改善。因此,需要探索的新的疗效评价体系,还需要借助一些新的评估手段,以及监测特异的分子标志物等。

其次,应认识到化疗仍然是基础。大多数分子靶向药物客观有效率仅有3%~5%,除少数药物如吉非替尼、厄洛替尼和伊马替尼之外,多数靶向药物都必须或最好与化疗药物联合使用,以达到协同增效。

第三,应寻求分子靶向药的恰当用法,包括给药途径、最佳时机和给药方式等。与化疗药物合用时,是同步使用还是序贯使用,长期使用费用较高等问题,都需要继续探讨。

第四,应积极寻找预测疗效和毒性的分子标志物。分子靶向药物并非对所有患者都适用,因此,需要借助分子标志物来预测疗效、筛选患者及监测毒性等,达到量体裁衣式的个体化靶向治疗。

第五,应高度重视分子靶向药物的毒性,例如皮疹、腹泻、心血管毒性等以及毒副作用存在的个体差异,积极采取对策进行预防和治疗。

第四军医大学细胞工程研究中心主任、中国工程院院士陈志南、南方医科大学附属南方医院副院长罗荣城教授、西北大学副校长陈超教授是此次沙龙的领衔专家。他们表示,目前尚需进一步深入了解分子靶向药物及其治疗的分子生物学基础,加速推进靶向治疗领域的转化性研究,综合分析种族、性别、生活习惯、环境条件等各项指征对分子靶向药物疗效的影响,从而优化药物和患者的选择,提高分子靶向药物的针对性、靶向性和有效性,最终提高性价比和临床疗效。

《光明日报》(2011 年 9 月 19 日)

肿瘤治疗应告别"粗放模式"

李天舒

日前，由中国科协举办的"肿瘤个体化分子靶向治疗的前景与挑战"第56期新观点新学说学术沙龙上，专家对肿瘤治疗模式提出反思，认为粗放的"一切了之"模式应该被抛弃。

中国工程院院士、第四军医大学细胞工程研究中心主任陈志南指出，随着技术的进步，肿瘤治疗手段越来越多，但肿瘤患者的生存率却没有因此而明显上升。无论是手术、放疗、化疗等传统治疗方法，还是近年兴起的细胞及分子靶向治疗等新的肿瘤防治策略，都面临着如何最大限度提高治疗效果的挑战。肿瘤治疗应该从传统的粗放治疗模式向个体化医疗模式发展，目标是尽可能延长患者生存期和生存质量。

西安交通大学医学院附属汉中三二〇一医院普通外科医师段建锋指出，现在从"切除"这个角度来说，外科医生已没有完不成的手术，但切除的多少与病人的预后、生存质量之间的关系并不清楚。

南方医科大学肿瘤中心主任罗荣城建议，针对每一位恶性肿瘤患者，应按照循证医学的原则制订出科学、合理的个体化治疗方案。

《健康报》(2011 年 11 月 2 日)

肿瘤治疗：一"切"了之？

潘 希

"拿起手术刀，我们连同器官带病灶一起切除，然后用化疗把癌细胞消灭，再结合靶点去改变患者的基因，这样的做法是对还是不对？我们在教育一代又一代的学生时，应该告诉他们，肿瘤是该彻底除掉还是控制？"

在 30 年从医生涯中，做了一例又一例肿瘤切除手术，第四军医大学附属西京医院乳腺外科主任王岭却开始感到"困惑"。

追究"困惑"的原因，在于多年来肿瘤发病机制的不明确，并导致其临床治疗方法上的单一。

中国工程院院士、第四军医大学细胞工程研究中心主任陈志南表示："从事肿瘤研究的学者越来越多，但肿瘤发病率却并没有因此而下降，且还在缓慢持续升高。"

"这是临床医生的无奈"，山西医科大学附属肿瘤医院董红霖说，面对肿瘤，"我们是堵，是防，还是治？"尽管这次中国科协第 56 期新观点新学说学术沙龙的主题是"肿瘤个体化分子靶向治疗的前景与挑战"，但各路医学专家却在未来的肿瘤研究思路上碰撞出了火花。

肿瘤治疗遇到瓶颈

段建锋是陕西汉中 3201 医院普通外科的一名医师，在还不算长的职业生涯中，有两个病例令他记忆犹新。

4 年前,一名 60 多岁的女性被诊断为原发性肝癌,因家庭经济原因放弃治疗。然而,不久前复诊时段建锋发现,她肝部的肿瘤仍然存在,但患者仍在继续生存。

另一名结肠癌患者却没那么幸运,经过所有检查后,他切除了体内的单纯局部肿瘤,但术后仅 3 个月,肺部和肝脏即发生转移,生命堪忧。

"这就是肿瘤的异质性和个体差异化问题。基础研究和临床治疗的最终目的只有一个,就是让病人活的时间长一点,生活质量高一点。"段建锋认为,如果研究没有建立在这点上,就无法体现肿瘤研究的现实价值。

在王岭看来,人类跟细菌的抗争值得好好回顾和吸取教训,借鉴青霉素的发现和使用,可以更好地让人类研究和应对肿瘤。

"第一次世界大战时期,人类不知道细菌是什么,还无法控制它的时候,所有的士兵都非常怕受伤,因为伤口感染会导致死亡。"王岭说,当时医生的做法,就是将受感染的部位切除掉,"与现在手术治疗肿瘤的情况非常像"。

一直以来,肿瘤治疗以杀灭为主,西北大学副校长陈超认为,人类已习惯于站在自己的立场上看待自然,其实,"应该站在自然或生物进化的立场上看待人类"。

人体由一千万亿个细胞组成,每天有一千亿个细胞发生分裂,其中有 100 到 1 万个细胞会突变,而突变细胞都可能发展成肿瘤。

所以,"光靠打击不能彻底消灭肿瘤,因为它产生的环境还会促使它再次发生"。军事医学科学院三所主任于继云说:"也许以后肿瘤治疗的目的是要达到人瘤共存。"

临床与基础应结合

无论传统治疗方法,还是细胞及分子靶向治疗等新的肿瘤防治策略,都面临着如何准确选择合适的治疗对象,以及最大限度提高治疗效果的挑战。

段建锋指出,临床外科医生现在遇到了一个瓶颈问题,"一些肝胆外科医生已经没有完不成的手术,但切除的多少,与病人愈后的关系并不清楚"。他认为,应该充分利用中国丰富的病例资源,把基础研究和临床研究紧密地结合起来。

据统计,全球每年新增的肿瘤患者达 2000 万例,其中我国每年新增 200多万例,死亡逼近 200 万人。但至今,我国还没有建立起完善的肿瘤基因样本库,且在肿瘤治疗和用药的标准上,我国多是参考美国的 NCCN 标准。

"因为涉及种族不同,基因组上会有一些变化,肿瘤发生率、治疗效果都会有差别。"唐都医院胃肠外科主任何显力认为,基础研究可以跟随欧美的研究方向,但临床医生也跟着这个方向走的话,就会存在问题。

"临床医生也非常希望参与到基础领域研究中去。"段建锋说,他所在的医院,每年肿瘤的手术量大约在 6000 多例,而"切除组织的这些标本白白浪费掉了,这在国外是很难想象的"。

值得借鉴的是,国外的患者在进入临床后,所有体检信息和病历甚至手术方案资料十分齐全,我国在这方面还存在差距。

"如果我们的临床医生也能将这样完整的资料放到基础科学家手中,临床和基础之间的相互结合才能做到最高效。"陈志南说,"从事基础和临床的两类肿瘤学家,应该共同奋斗,任何一方跟不上,都会非常遗憾。"

《科学时报》(2011 年 10 月 28 日)